# Flugangst

*Lilian Hagen, Marion Uhrig*

# Flugangst

*Wenn Promis abheben*

B&S

BOSTELMANN & SIEBENHAAR

Für Ping
Für Jörg

1. Auflage 2003


Umschlaggestaltung, Zeichnungen: Brandt & de Gelmini
Fotos: Hoffotografen
Layout, Satz: LVD GmbH, Berlin
Druck und Bindung: fgb · freiburger graphische betriebe



Printed in Germany
ISBN 3-934189-99-7

## INHALT

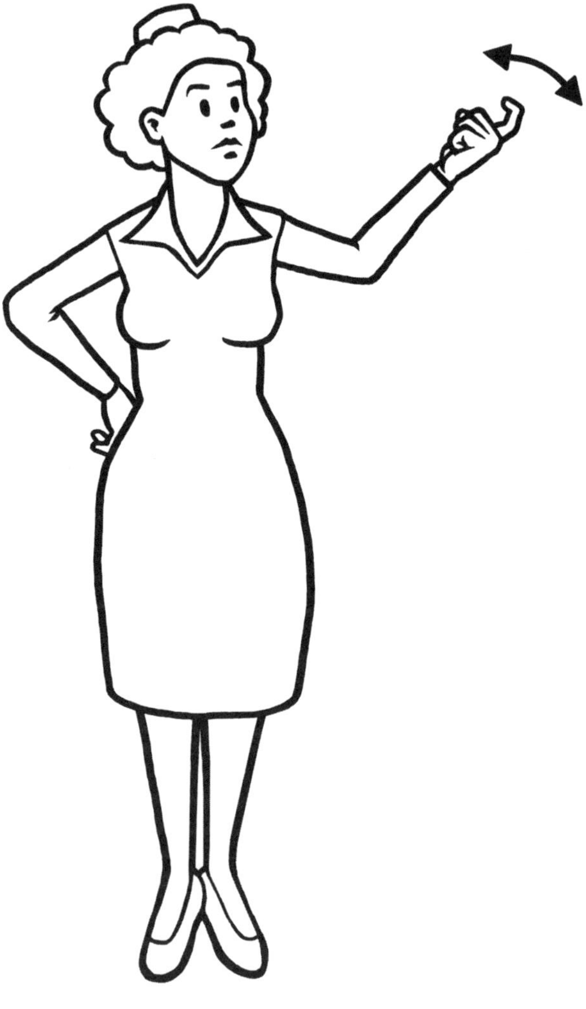

## CHECK IN

## ANNÄHERUNG AN EINE WEIT VERBREITETE PHOBIE

Wir beide haben Flugangst! Die eine mehr – die andere weniger. Dass wir ein Buch über unsere Phobie schreiben, war nicht geplant – es fing einfach an. Und zwar mit einer Art Therapie. Wir haben versucht, uns sozusagen die Angst im Flugzeug wegzuschreiben. Die eine hielt ihre Emotionen oder Flugerlebnisse fest, die andere schrieb nur Stichworte auf – zumeist Namen von Kapitänen und Stewardessen oder irgendwelche Sprüche, die mit dem Thema zu tun haben. Als wir anfingen, Freunden von unseren Erlebnissen zu erzählen oder Geschichten vorzulesen, war das Gelächter groß. Und so kam es zu dem Vorschlag: Schreibt doch ein Buch darüber!

Hier ist es nun. Es ist kein weiterer Ratgeber gegen die Angst vorm Fliegen geworden – davon gibt es schon mehr als genug! –, sondern das bislang einzige Buch *über* Flugangst. Wir haben über 50 Prominente und andere Vielflieger gebeten, uns von ihren Erfahrungen mit diesem Phänomen zu erzählen – sei's aus der Perspektive des unmittelbar Betroffenen, sei's aus der eines Zeugen, der aus mehr oder minder gemessenem Abstand (so viel Platz hat man da oben ja nicht!) an Geschehnissen teilhatte, die er sich lieber erspart hätte.

Da auch wir über einschlägige Erfahrungen im Umgang mit dem Ausnahmezustand über den Wolken verfügen, haben wir Selbsterlebtes in loser Folge dazwischen gestreut. Diese Texte sind nicht namentlich gekennzeichnet und kursiv gesetzt.

Das Ergebnis ist ein bunter Strauß an Geschichten, die – mal heiter, mal ernst – sämtliche Spielarten einer weit verbreiteten Phobie vor Augen führen.

Als Flugangst bezeichnet die Medizin neurotische Zustände, die durch die Vorstellung eines zu besteigenden Flugzeugs oder bestimmte Begleitumstände des Fluges auf den Plan gerufen werden. Die Bezeichnungen »Aviaphobie«, »Aviophobie« und »Aerophobie« werden in aller Regel synonym verwendet, bedeuten aber dasselbe: »Avia« steht wie »Avio« und »Aero« für die Sphäre, mit der wir es hier zu tun haben: die Luft, in die der Passagier eines Flugzeugs wider seine Natur versetzt ist. Und Phobien sind Neurosen mit – unangemessener! – Furcht (gr. phóbos) vor bestimmten Situationen oder Objekten. Beides zusammen, Medium plus Nervenkostüm, ergibt jene höchst brisante Mischung, von der dieses Buch handelt.

Flugangst wird durch unterschiedliche Faktoren hervorgerufen und äußert sich, wie die nachfolgenden Stories anschaulich unter Beweis stellen, auf zum Teil bizarre Art und Weise. Verfallen die einen schweigend in eine krampfartige Dauerstarre, so benötigen die anderen ein Ventil, um ihrer Panikattacken Herr zu werden. In beiden Extremen ist die Zurechnungsfähigkeit außer Kraft gesetzt, so dass Flugangsthasen auch nur bedingt für ihre Taten zur Verantwortung zu ziehen sind. Sie sind einfach nicht mehr sie selbst. Da nützt es dann auch wenig, wenn der besorgte Platznachbar zur Beruhigung auf statistische Erhebungen verweist oder mit irgendwelchem Zahlenmaterial aufwartet. Was nützt die überzeugendste Statistik, wenn sie von den Betroffenen als provozierender Belehrungsversuch aufgefasst wird? Das weiß er doch selbst! An seinem konkreten Unbehagen ändern solche abstrakten Erkenntnisse jedenfalls ebenso wenig wie die beliebte Standardfloskel, es werde bestimmt nichts passieren. Woher, um alles in der Welt, will dieser Schwätzer das wissen …?!

Die Geschichten orientieren sich an den am häufigsten genannten Auslösern der Aviaphobie: mangelnde Informationen über die technischen Gegebenheiten, schwierige Flugbedingungen, Angst- und Stress-Faktoren, das Gefühl von Kontrollverlust und Hilflosigkeit, prägende Lebensereignisse oder das Auftreten anderer Phobien wie z. B. Platz- oder Höhenangst. Man kann dieses Buch von vorne bis hinten lesen und dabei die imaginäre Flugbewegung nachvollziehen, die wir der Gliederung zugrunde gelegt haben. Man kann aber getrost auch nach Lust und Laune in diesem Buch herumschmökern, sich unterhalten, erheitern, nachdenklich stimmen oder überraschen lassen. Viele der Situationen, die hier geschildert werden, dürften Flugangsthasen nur allzu vertraut sein. Und wem die Angst vorm Fliegen bisher fremd gewesen ist, wird sich wundern, welche Blüten sie treiben kann – Ansteckung nicht ausgeschlossen!

Es gibt für alles eine Lösung. Wenn Sie unter Flugangst leiden, gibt es drei Möglichkeiten:

a) Sie fliegen nicht mehr.
b) Sie fliegen auch weiterhin und leben mit Ihrer Angst.
c) Sie fliegen weiter, versuchen aber, Ihre Angst zu verringern oder in den Griff zu bekommen.

Wie auch immer Sie sich entscheiden: Unserer Erfahrung nach ist es allemal besser, mit anderen über Ihre Flugangst zu reden. Sie werden feststellen: Sie sind beileibe nicht die Einzigen in diesen Blechadlern, die Schiss haben. Versuchen Sie, ein wenig mehr Vertrauen in die Technik und in den Piloten zu entwickeln. Bei all unseren Gesprächen mit dem Flugpersonal (und das waren nicht wenige) haben wir festgestellt: Auch die Piloten wollen heil landen! Noch so ein Gemeinplatz, sicher, aber es stimmt nun mal! Wenn Sie gar keinen anderen Ausweg wissen, suchen Sie Rat bei einem Therapeuten. Jeder gute Hausarzt wird Ihnen eine Adresse geben können. Wenn nicht, fragen Sie eben an ihrem Heimatflughafen nach. Die wissen so was.

Und noch etwas: Flugangst ist eine ernste Angelegenheit, die die Betroffenen jedesmal auf's Neue in existentielle Nöte stürzt. Schließlich gehen Flugangsthasen davon aus, ihr letztes Stündlein habe geschlagen. Das sollte man nicht auf die leichte Schulter nehmen. Aber abgesehen davon, dass wir mit der sprichwörtlichen »Scheißangst« vorm Fliegen besser vertraut sind, als uns lieb sein kann, hat die Medaille eben auch eine furchtbar komische Seite. Hat man erstmal festen Boden unter den Füßen, erscheinen viele Begebenheiten, von denen nun die Rede sein wird, wie kuriose Slapsticknummern. Und in gewisser Hinsicht sind sie das ja auch. Zum Schluss gibt's zehn »goldene Regeln« gegen die Flugangst, die garantiert nicht helfen. Ein wirklich gutes Mittel dagegen ist unserer Überzeugung nach: beherzt darüber zu lachen!

Unser Dank gilt all denjenigen, die an der Entstehung dieses Buches mitgewirkt haben – sei es durch Erzählungen oder durch nützliche Hinweise, insbesondere Dr. Steffen Damm und Peter Hauptvogel.

Wir wünschen allen Lesern dieses Büchleins einen guten Flug!

# LETZTER AUFRUF

## STATT EINES PROLOGS: NOCH FRAGEN ...?

*HAUSER & KIENZLE*

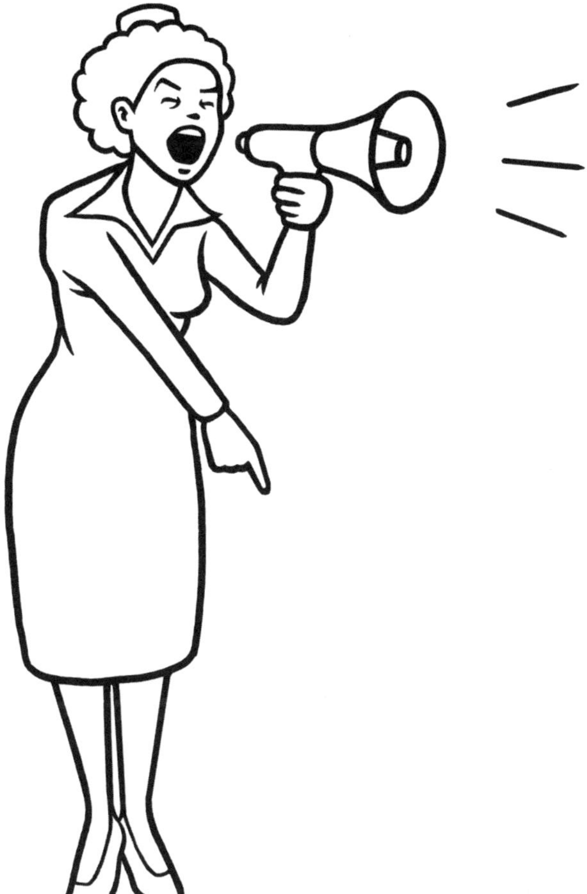

HAUSER Noch Fragen, Kienzle?

KIENZLE Ja, Hauser, haben Sie eigentlich Flugangst?

HAUSER Nur, wenn Sie auf die selbe Maschine gebucht sind wie ich.

KIENZLE Warum? Befürchten Sie, dass ich an Bord laut singe oder in der Toilette Havannas rauche?

HAUSER Nein. Ich fürchte die Nervosität der anderen bei Ihrem Anblick. Wer aussieht wie ein Kriegstreiber, erhöht nicht gerade das Sicherheitsgefühl seiner Mitreisenden.

KIENZLE Bisher hat man mich noch immer mitgenommen.

HAUSER Aber für mich wird das Reisen mit Ihnen zum Nervenschuhplattler. Erstens kommen Sie sowieso immer zu spät zum Flughafen. Zweitens grinsen Sie grimmig in jede Überwachungskamera. Drittens haben Sie provozierende Druckerzeugnisse im Handgepäck.

KIENZLE Was ist denn an Karl Mays »Von Bagdad nach Stambul« provozierend?

HAUSER Ihr gesamtes Auftreten im hochsensiblen Bereich des Luftverkehrs ist eine einzige Provokation! Allein hatte ich noch nicht eine einzige Sekunde Flugangst. Aber schon beim Gedanken an unsere nächste gemeinsame Vortragsreise bricht mir der kalte Schweiß aus.

KIENZLE Wer so weithin sichtbar den Typus des Deutschen verkörpert wie Sie, Hauser, der sollte in Zeiten wie diesen froh sein, wenn er von britischen und amerikanischen Airlines überhaupt noch ein Ticket bekommt.

HAUSER Darum fliege ich derzeit ja bevorzugt deutsche Fluglinien. Nur nicht mit Ihnen, Kienzle.

KIENZLE Soweit ist es gekommen mit uns beiden. Wir sind derzeit am Himmel nicht überall erwünscht.

HAUSER Vielleicht sollten wir bis auf weiteres getrennte Maschinen buchen. Ich halte den Stress an Ihrer Seite nicht länger durch.

KIENZLE Nehmen Sie es doch sportlich, Hauser. Ich finde Flugangst völlig angemessen. Unsere Vollkaskogesellschaft wiegt uns so sehr in Sicherheit, dass unsere ganzen Urinstinkte verloren gegangen sind. Nur beim Fliegen saust uns manchmal noch etwas die Muffe. Und das ist auch gut so.

HAUSER Nochmal, Kienzle, die Fliegerei an sich lässt mich völlig kalt. Nur der Mitflieger Kienzle kickt meinen Adrenalinspiegel übers Limit. Verzichten Sie an Bord wenigsten auf den Gebrauch arabischer Floskeln. Und benutzen Sie ausschließlich die hintere Toilette. Wenn Sie, einer plötzlichen Regung folgend, Richtung Cockpit stürmen, bekommen Passagiere und Bordpersonal immer so einen panischen Gesichtsausdruck.

KIENZLE Die glauben höchstens, wir haben uns mal wieder verkracht, und ich suche eine Tür zum Zuknallen.

HAUSER Wir alle trauen Ihnen zu, Kienzle, dass Sie alter Schussel unter emotionalem oder peristaltischem Druck auch vor der Bordtür nicht zurückschrecken würden. Darum ist mir während des gesamten Fluges himmelangst.

KIENZLE Wissen Sie was, Hauser, ich schenke Ihnen zum nächsten Geburtstag einen Fallschirm.

HAUSER Vermutlich von Ihnen selbst genäht. Nein, danke, Kienzle!

KIENZLE Fliegen ist eine Sache des Vertrauens. Ein so misstrauischer Mensch wie Sie sollte lieber mit der Bahn fahren.

HAUSER Es würde schon reichen, wenn Sie sich Ihren furchteinflößenden Schnauzer abrasierten, Kienzle.

KIENZLE Niemals.

HAUSER Na, dann guten Flug!

# READY FOR TAKE OFF?

## ABGEHOBENE GESCHICHTEN

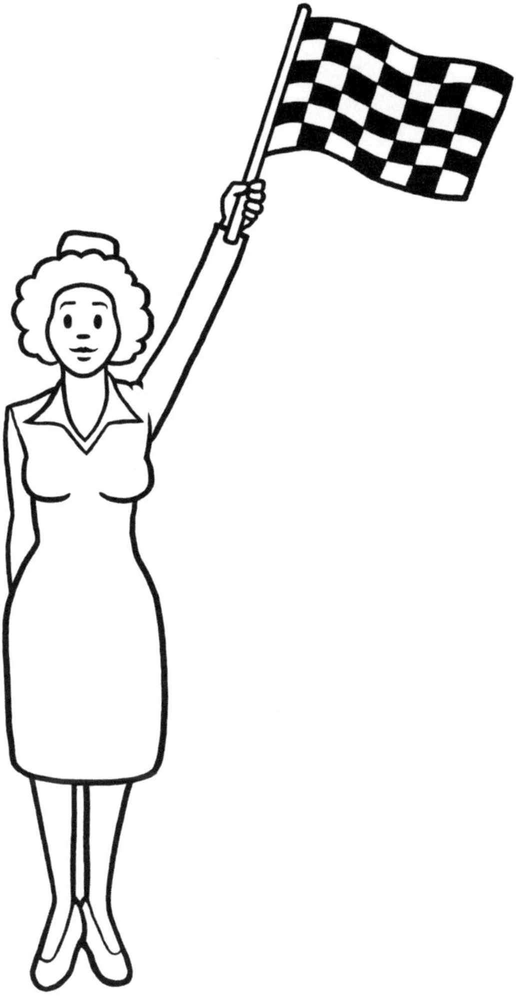

## KEINE AHNUNG, WIE DAS GEHT!

Zu den am häufigsten genannten Auslösern von Flugangst zählt die mangelnde Information über technische Grundlagen, die im Zusammenhang des komplexen Fluggeschehens ja eine überaus große Rolle spielen. Was wir nicht durchschauen, macht uns Angst. Und wer wollte für sich in Anspruch nehmen, die komplizierten technischen Abläufe in einem Flugzeug wirklich verstanden zu haben? Allein der Umstand, dass eine tonnenschwere Maschine abheben kann und selbst bei Ausfall eines Triebwerks nicht wie ein Stein vom Himmel fällt, ist vielen wahrhaftig ein Rätsel. Ähnliches gilt für die Geräusche, die im Verlauf eines Fluges in den Passagierraum dringen und nicht selten Anlass zu Skepsis und ansteigender Unruhe liefern. Häufig wird sogar schon die Aufforderung zum Anschnallen als Indiz für nahendes Unheil verstanden – sofern man nicht weiß, was es eigentlich zu bedeuten hat. Die nachfolgenden Geschichten versammeln merkwürdige Begebenheiten um dieses heikle Thema. Und sie führen vor Augen, was der Mensch sich alles einfallen lässt, um sich oder anderen zu erklären, was er selbst nicht versteht.

### Nil admirari oder Streck' doch mal die Hand raus!

*Nil admirari, Grundsatz des Pythagoras: Sich über nichts wundern. Ich wundere mich aber. Ich fliege gerade nach Spanien und wundere mich darüber, dass diese Maschine sich überhaupt über den Wolken hält. Ich frage meinen Sitznachbarn, den ich übrigens nicht kenne, ob er dieses Rätsel lösen kann. Haben Sie je im Flugzeug ihren Sitznachbarn um eine solche Erklärung gebeten? Versuchen Sie's ruhig. Sie werden feststellen: Keiner kann Ihnen diese Frage beantworten. Ich hab' jedenfalls noch keinen getroffen ... O. K., es heißt im allgemeinen, dass die Luft die Maschine trage. Und warum kommt sie dann wieder runter? Die Luft, hört man, drücke von unten gegen die Flügel und hebe so die Maschine an. Aha! Wie kann sie aber dann von oben gegen die Flügel drücken, damit die Maschine landen kann?*

*Fragen über Fragen. Als Kind bekam ich von meiner Oma, immer wenn sie mir auf etwas keine Antwort geben konnte, zu hören: »Frag den Papi, ein Papi weiß alles!« Bei diesem Problem konnte mir Papi allerdings auch nicht weiterhelfen, jedenfalls nicht so, dass ich es verstanden hätte. Erst ein Freund, ein Pilot, brachte Licht ins Dunkel – und zwar während einer Fahrt im Auto von Bonn nach Köln:*

*Er: »Mach' doch mal das Fenster auf und streck' die Hand raus!«*

*Ich: »Mitten auf der Autobahn?«*

*Er: »Ja – ich erklär Dir das mit dem Fliegen. Wenn Du jetzt Deine Hand waagerecht hältst, passiert nichts. Jetzt kippe die Seite mit dem Daumen etwas nach oben. Was passiert?«*

*Ich: »Sie wird vom Wind nach oben gedrückt!«*

*Er: »Genau. Und jetzt kippe sie wieder waagerecht und jetzt die Seite mit dem Daumen nach unten.«*

*Ich: »Hey, cool, die Hand wird nach unten gedrückt!«*

*Er: »So ist das mit den Tragflächen und den Flugklappen am Flugzeug. Das alles ist natürlich in Wahrheit viel komplizierter. Es gehört noch viel mehr dazu als nur der Luftwiderstand. Die Tragflächen müssen gebogen sein usw. Aber das dauert zu lange, und wir sind gleich am Ziel.«*

*Ich: »Das Prinzip habe ich jetzt verstanden. Aber trotzdem bleibt die Angst. Was passiert, wenn die Landeklappen kaputt sind oder ein Flügel abbricht?«*

*Er: »Dann musst Du beten, dass Du einen guten Piloten hast ...«*

*Daniel Witte, Filmproduzent*

## Der Papierflieger

In meinen ersten Jahren als Vielflieger hatte ich nie eine Spur von Angst. Das kam ganz plötzlich – als ich anfing, darüber nachzudenken. Ohne mich loben zu wollen: Ich verstehe physikalisch genau, worum es beim Fliegen geht, kann mir aber trotzdem nicht vorstellen, warum ein Flieger fliegt. Meine Vorstellungskraft reicht da nicht aus. Ich bekomme Verstand und Gefühl nicht zusammen. Es kann einfach nicht sein – und deshalb, denke ich, ist Fliegen gefährlich!

Ich habe zwar keine Todesangst, aber immer ein komisches Gefühl. Ich versuche mich selber zu beruhigen, indem ich mir sage: die Besatzung will schließlich auch heil runterkommen. Wenn's wackelt, beuge ich mich sofort nach vorne. Anlehnen geht dann nicht mehr. Ich schließe meine Augen und stelle mir vor, ein von mir selbst gebastelter Papierflieger zu sein. Das hat sicherlich damit zu tun, dass ich in fast allen Lebenslagen solche Papierflieger zusammenbastle und sie dann fliegen lasse. Es ist schön zu sehen, wie sie vom Wind getragen werden und seicht landen.

Was ich ganz toll finde: wenn das Flugzeug so richtig Tempo bekommt. – Der Moment, wo es abhebt, ist allerdings schrecklich. Wenn ich schon fliegen muss, dann nur mit Fensterplatz. Ich schaue hinaus und versuche mich zu orientieren. Ich will einfach immer wissen, wo ich bin. Solange ich Land sehe ist alles gut. Durch Wolken fliegen oder zu hoch zu sein, um unten noch etwas erkennen zu können, zwingt mich dazu, meine Papierflieger zu basteln. Deswegen kaufe ich übrigens vor dem Flug so viele Zeitungen, die zumeist ungelesen bleiben. Das ist Bastelpapier – man weiß ja nie …

## Anleitung zum Bau eines Papierfliegers

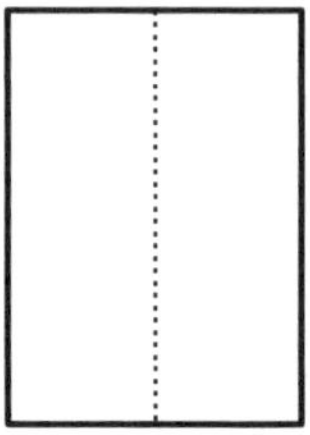

1/2

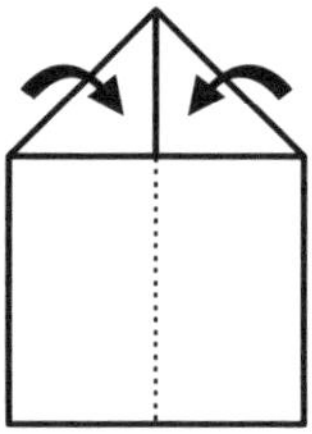

3

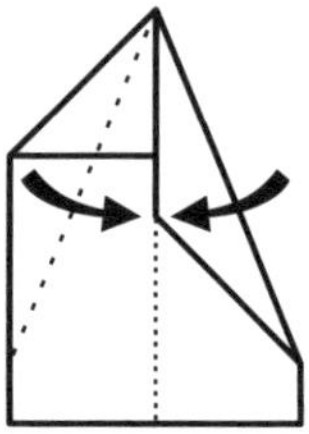

4/5

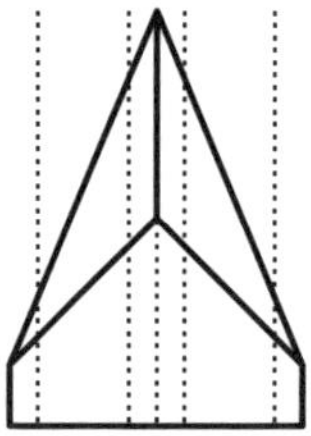

6/7

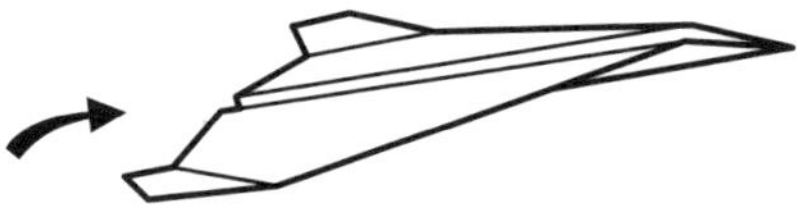

8

1. Ein halbes DIN A4-Blatt (also DIN A5) in der Mitte längs falten …
2. … und wieder aufklappen.
3. Anschließend beide seitlichen Spitzen zur Mitte falten.
4. Papier mittig nach hinten falten.
5. Bis zur Spitze auf beiden Seiten ein Dreieck falten.
6. Die äußeren Enden zu Flügeln umklappen.
7. Den Flieger so in die Hand nehmen, dass die Flügel etwas schöner gestaltet werden können.
8. Papierflieger mit der Nase nach oben hochwerfen.

## *Jens L., Flugkapitän, im Gespräch*

*Auf dem Weg die Gangway hinunter läuft direkt vor mir ein echter Flug-Gott: ein Kapitän in voller Montur. Ich frage salopp, ob er zu spät zum Dienst komme. Nö, sagt er, er fliege nach Hause und sei selbst Passagier. Das trifft sich gut, denke ich, wenn der mit dieser Maschine fliegt, traut er dem Piloten. Ich frage nach: er kennt ihn nicht mal. Dann gestehe ich meine Flugangst. Er beruhigt mich: es werde schon nichts passieren. Wenn der es nicht weiß ...! Als hätte es der Liebe Gott mitgekriegt, sitzt Kapitän Jens L. direkt neben mir. Ein Geschenk des Himmels! Ich frage ihn, ob er etwas dagegen hätte, dass ich ihm einige Fragen stelle. Bei mir kämen nämlich drei Dinge zusammen: ich sei Journalistin, mithin notorisch neugierig. Dann meine Flugangst. Und schließlich dieses Buch hier. Also fing ich an:*

*Wie sind Sie überhaupt auf die Idee gekommen, Pilot zu werden?*
Mein Vater war Segelfluglehrer und hat mir eines Tages gesagt: »Komm' zum Flugplatz!« Da durfte ich dann schon als 14-jähriger Segelflugzeuge steuern. Es war toll!

*Kennen Sie diese ganzen Flugkatastrophen-Filme?*
Ich kenne sie alle. Ich schaue mir alle an, informiere mich aber auch nach tatsächlichen Flugabstürzen darüber, wie es passieren konnte. Ich lese alles, was ich zum Thema Fliegen in die Finger bekommen kann.

*Woher wissen Sie eigentlich, ob das Fahrwerk ausgefahren ist oder nicht? Sicher, am Geräusch, das ist mir klar, und auch an den Lampen. Aber was, wenn Sie sich irren?*
Wenn das Fahrwerk nicht ausfährt, machen wir einen Tiefflug über die Bahn, damit der Lotse vom Tower aus noch mal mit dem Fernglas nachschauen kann, ob das Fahrwerk ausgefahren und gelockt ist.

*Sie haben aber keine Angst vorm Fliegen?*
Nein. Ich habe nur Prüfungsangst.

*Warum riecht das jetzt so nach Kerosin hier drin?*
Das ist kein Kerosin, das ist die Enteisungsflüssigkeit. Sie riechen das, weil die Klimaanlage diesen Geruch wiedergibt. Die Klimaanlage ist ohnehin ein Fall für sich, sehr empfindlich.

*Wieso empfindlich?*
Die Klimaanlage ist das Stiefkind des Flugzeuges. Man muss viel regeln und nachregeln, um es den Leuten recht zu machen. Die Passagiere, die am Fenster sitzen, sagen, es sei kalt – was auch daran liegt, dass die Außenwand Kälte abgibt. Die wollen es dann wärmer haben. Anderen wiederum ist es – so wie Ihnen – zu warm, vielleicht weil sie Angst haben, am Gang sitzen oder zu dick angezogen sind. Aber wir versuchen es allen bequem zu machen. 20 Grad ist normal.

*Frieren Sie da vorne im Cockpit?*
Nein. Wir haben es ohnehin gern etwas kühler, zumal auf langen Strecken. Übrigens ist unsere Klimaanlage vom restlichen Kabinenbereich getrennt.

*Fliegen Sie immer mit der selben Crew und dem selben Co-Piloten?*
Nein. Das ist doch nicht hier wie bei »Starsky & Hutch« oder »Miami Vice«. Es kommt ganz selten vor, dass man über längere Zeit mit dem selben Co-Piloten fliegt. Mit der selben Crew über einen längeren Zeitraum schon gar nicht. Aber ich kann Ihnen sagen: es gibt in meinem Beruf genug Gelegenheiten für soziale Fallstudien. Und manche Kollegen möchte ich nicht unbedingt wieder neben mir haben. Aber Mobbing an Bord gibt es Gott sei dank nicht. Das können wir uns in diesem Beruf einfach nicht leisten.

*Wissen Sie eigentlich immer, dass Sie sich auf die Instrumente verlassen können?*
Ich muss mich immer auf die Instrumente verlassen können. Gefühl und Intuition gehören zum Leben, aber in der Luft können sie das Leben kosten. Es gibt ja für alle Fälle immer mehrere Möglichkeiten. Im Cockpit wie im gesamten Flugzeug gibt es viele Komponenten, die doppelt und dreifach vorhanden sind. Das nennt man »Redun-

danz der Systeme«. Ich gebe Ihnen ein Beispiel: Fällt ein Generator aus, übernimmt ein anderer die Arbeit des ausgefallenen, fällt dieser aus, übernimmt der Hilfs- oder Reservegenerator. Fällt auch dieser aus, gibt es, um das Flugzeug sicher landen zu können, noch eine Batterie, die wichtige Notgeräte versorgt. Eine Vierfachabsicherung also. Auch zum Kompass, der dem Piloten den Kurs anzeigt, gibt es verschiedene Alternativen. Ein letzter Rettungsanker wäre der »Schnapskompass« – ein kleines magnetisches Instrument, dessen Kursrose in einer alkoholischen Dämpfungslösung gelagert ist. Genauer ist aber die Kursangabe, die uns das Trägheits- oder Satellitennavigationssystem liefert.

*Haben Sie eigentlich immer genug Benzin getankt?*
Jedes Flugzeug hat im Zielflughafen eine Reserve von Minimum 45 Minuten Flugzeit in den Tanks. »Minimum« bedeutet in der Linienfliegerei: 30 Minuten Warteschleife am Flughafen plus die Menge an Kraftstoff, die man zum Ausweichflughafen braucht, plus eine Streckenreserve – summa summarum also rund 45 Minuten. Sollte mein Ausweichflughafen sehr weit entfernt sein, kann diese Reserve auch eine Stunde oder mehr umfassen. Diese Vorschrift gilt weltweit.

*Was ich nicht verstehe: Warum reden die Piloten nicht gleich mit den Passagieren, wenn es ein Problem gibt. Ich denke, viele Leute wären dann weniger ängstlich. Wenn sie zum Beispiel durchstarten müssen, könnten Sie doch sagen, wir müssen jetzt wegen diesem oder jenem Vorfall durchstarten …*
Durchstarten ist ein arbeitsintensiver Prozess. Ich muss mit dem Controller reden, mit meinem Co-Piloten, auf die Instrumente achten usw. Ich rede lieber erst dann mit den Passagieren, wenn ich damit durch bin und sagen kann, warum es passiert ist und wie es weitergeht.

*Was passiert eigentlich, wenn wir jetzt in Berlin landen müssen und auf dem Flughafen ist Blitzeis?*
Dann landen wir nicht, sondern fliegen auf einen Ausweichflughafen. Es gibt nur eine Situation, in der man nicht ausweichen kann, das ist der Kriegsfall. Aber auch das würde lediglich den Militärflie-

ger treffen, weil Passagiermaschinen unter solchen Umständen eh' nicht unterwegs sind.

*Welcher Flugplatz ist Ihr Lieblingsflugplatz – und welcher der schwerste?*
Der schwerste ist eindeutig London City. Dort ist die Landebahn nur 1000 Meter lang und 30 Meter breit. Diesen Flughafen können nur eingewiesene Piloten anfliegen. Der Anflug ist sehr steil, doppelt so steil wie normal und nur mit bestimmten Flugzeugtypen möglich. Aber es ist zugleich mein Lieblingsflughafen, weil jeder Anflug immer wieder eine Herausforderung darstellt.

*Was ist eigentlich das am häufigsten verwendete Wort an Bord eines Flugzeuges?*
»Checked« oder »ist gechecked«. Das Wort »Roger« hört man nur im Film so oft. Wir sagen das höchstens mal im Funkverkehr mit den Fluglotsen.

*Finden Sie Ihre Uniform eigentlich schön?*
Wenn es nach mir ginge, würde ich gar keine tragen. Ich bin kein Uniformtyp. Aber ich sehe ein, dass das notwendig ist. Vor einem Jahr haben wir einen Uniformwechsel gehabt. Jetzt ist der Stoff feiner, dafür knittert er aber leichter.

*Was war das gerade für ein Geräusch beim Anflug?*
Wir waren im Steigflug und haben die momentane Flughöhe auf Weisung der Controller gehalten, weil ein anderes Flugzeug in sicherem Abstand den Flugweg kreuzte. Als das andere Flugzeug genügend Abstand hatte, durften wir weiter steigen. Dieses Steigen führt zu Geräuschen, weil die Triebwerksleistung reduziert war und wieder erhöht wurde.

*Und woher kommt jetzt das Dröhnen?*
Von den Schwingungen der Triebwerke. Beim Horizontalflug hören Sie dieses Dröhnen kaum noch. Bei einigen Flugzeugtypen hört man den Fahrtwind im Sinkflug deutlicher als die Triebwerke. Einige

Flugzeuge haben eine Luftbremsklappe am Heck. Wenn man die bei der Landung ausfährt, sind leichte Vibrationen im Flugzeug zu spüren. Ein wirklich außergewöhnliches Geräusch verursachen manchmal die Landeklappen. Deren Verkleidung kann ein richtiges Heulen produzieren. Da, hören Sie? Die Landeklappen bewegen sich …

*Warum?*
Durch Landeklappen vergrößere ich die Fläche der Tragflügel, erhöhe dadurch den Auftrieb des Flugzeugs und kann die Geschwindigkeit für eine sichere Landung reduzieren.

*Was würden Sie im Cockpit ändern?*
Den Platzbedarf. Bei manchen Maschinentypen kann ich nicht mal meine Tasche im Cockpit unterbringen.

*Noch was?*
Meine Sitze im Auto sind komfortabler als mein Pilotensitz. Im Flieger habe ich beispielsweise keine Sitzheizung. Die Sitze sind nur manuell verstellbar. Aber: Ist ein Pilotensitz kaputt, läuft gar nichts. Die Maschine gilt dann als nicht fliegbar. Trotzdem wäre der Pilotensitz aus meiner Sicht ausbaufähig. Damit könnte man sich einen Preis verdienen – zumindest bei mir.

*Gibt es weitere Schwachstellen?*
Die Belastung durch den Funk im Kopfhörer ist schon sehr stark. Man sollte sich da etwas einfallen lassen. Dieses System ist noch verbesserungswürdig. Geräuschreduzierte Kopfhörer sind da bestenfalls ein Anfang.

*Rauchen Sie im Cockpit?*
Ich bin Raucher. Aber im Cockpit wird nicht geraucht.

*Gibt es etwas, das man als Passagier beachten sollte?*
Wenn wir schon beim Thema Rauchen sind. Wenn jemand eine Zigarette in den Mülleimer in der Toilette wirft, könnte das übel enden. Allerdings ist sogar im Mülleimer ein Feuerlöscher installiert,

der anspringt, sobald eine bestimmte Temperatur erreicht ist. Sie sehen also, für die Sicherheit ist selbst in der Toilette gesorgt.

*Jetzt flackert es draußen, sieht aus wie ein Blitz!*
Nein, die Scheinwerfer strahlen die Wolken an. Das sieht nur wie Blitzen aus.

*Und was ruckt jetzt so?*
Das Rucken ist völlig normal. Es kommt von den Luftbewegungen in den Wolken. Eine Wolke ist bewegte Luft. Sie sind unterschiedlich, keine gleicht der anderen. Es gibt übrigens auch keine »Luftlöcher«, sondern nur bewegte Luft, ein blubberndes, sich bewegendes Gasgemisch.

*Und dieses Knacken?*
Das war ein Rumsen! Es kommt von den Landeklappen, die im Wind heulen. Das rausfallende Fahrwerk hört sich an wie ein »Plopp«. Sie werden es gleich hören. Da – das war's!

*Haben Sie Kinder? Und wenn ja, wollen die auch mal Piloten werden?*
Ich habe drei Kinder. Keiner von ihnen will Pilot werden. Mein 16-jähriger Sohn denkt über eine Karriere als Towerlotse nach.

*Was macht der Pilot denn jetzt?*
Jetzt haben wir die Sinkflugbahn im Instrumentenlandesystem (ILS) erreicht. Wenn der Pilot an einer genau definierten Position – der Entscheidungshöhe von ca. 60 Metern – nichts sehen würde, müsste er wieder durchstarten. Die Bewegung gerade hat mit der Verwirbelung der Luft oder besser des Bodenwindes zwischen den Häusern Berlins zu tun. Man nennt das die orographische Lage der Landebahn. Jetzt bremst der Pilot, und die Schubumkehr wird eingesetzt. Schauen Sie, wir landen auf Bahn 26, das heißt, die Landerichtung beträgt 260 Grad. Die Rollbahnen haben Buchstaben nach dem Flugalphabet – also zum Beispiel TN für »Tango November« oder RW für »Romeo Whisky«. Und die blauen Signale da drüben sind die Rollbahnbegrenzungslichter. Wir sind zu Hause!

*Gerhard Schmitt-Thiel, TV-Moderator*

**Mach' dich leicht!**

Es ist merkwürdig: Ich habe keine Flugangst, ich habe nur so ein komisches Gefühl. Das Flugzeug, denke ich, könnte, wenn es steigt, mit dem hinteren Teil auf den Boden aufdotzen. Deshalb mache ich mich leichter, indem ich mich etwas hochhebe.

So auch vor Jahren während eines Fluges von Hamburg nach München. Ich saß im hinteren Teil der Maschine, logisch also, dass ich mich beim Start etwas empor hob, um mein Körpergewicht zu verringern. Mein Gurt saß entsprechend locker. Um mich herum 14 Leute, die irgendwie anders wirkten als ›normale‹ Flugreisende. Es stellte sich heraus, dass es sich bei diesen Passagieren um eine Selbsterfahrungsgruppe handelte, die soeben den praktischen Teil eines Seminars gegen Flugangst absolvierte.

Ich habe meine nervösen Mitreisenden natürlich zu beruhigen versucht und ihnen gesagt, dass gar nichts passieren könne. Aber ich habe ihnen auch berichtet, dass ich dieses seltsame Gefühl beim Start hätte und mich leichter machen müsse, weil sonst die Maschine mit der »Schwanzflosse« den Boden berühre. In Null-Komma-Nix gingen 14 Ärsche in die Höhe. Die für jeden Ratschlag empfängliche Gruppe hielt sich an den Vorderlehnen fest, um bloß nicht ihr Gewicht auf den Sitz zu verlagern. Ich musste derart lachen, dass schließlich alle anderen mit mir lachten, selbst die begleitende Therapeutin.

Es gibt viele schöne Geschichten ums Fliegen. Einige von ihnen konnte ich im weiteren Verlauf unseres Fluges zum Besten geben. Zum Beispiel das Rätsel um die Vögel: »Was passiert, wenn in einem Jumbo 25 000 Tauben transportiert werden und diese aufgeschreckt durch das Flugzeug fliegen? Wird die Maschine dann leichter oder nicht?« Eine physikalische Frage, die einiges mit meinem Fall zu tun hat und die Gruppe von ihrer Flugangst ablenkte. Es war ein fröhlicher Flug ... bis zur Landung.

Ein Pilot beim nächtlichen Landeanflug funkt zum Tower: »Ratet mal, wer jetzt kommt!« Der Fluglotse schaltet die Rollbahnbeleuchtung aus und funkt zurück: »Rate mal, wo du bist!«

### *Jürgen Werner,*
### *Beauftragter der Berliner Flughäfen für den Vogelschlag*
### **»Wir können den Vögeln ja nicht das Fliegen verbieten!«**

Ich selbst habe keine Flugangst. Wäre ich ein Vogel, so wäre es mir zumindest in Airportnähe nicht geheuer. Überall, wo Gras, Gehölz oder Sträucher wachsen, finden sich Tiere aller Art. Nicht nur Mäuse und Maulwürfe, sondern auch viele Vogelarten – im Berliner Raum überwiegend Lachmöwen, Tauben und Krähen. Gerade im Frühling fangen die Vögel mit dem Nestbau an. Meine Aufgabe ist es, dafür zu sorgen, dass Flugzeuge auf den Berliner Flughäfen vor »Vogelschlag« sicher sind. So bezeichnet man den Zusammenprall eines Vogels mit einem Flugzeug, der in der Regel einen dumpfen Schlag verursacht. Gefahr besteht vor allem während der Start- oder Landephasen, wenn die Maschine in gleicher Höhe mit den Vögeln fliegt. 80 Prozent der Vogelschläge ereignen sich in Flughafenbereichen. Das Ganze geht so schnell, dass ein Pilot überhaut nicht reagieren, geschweige denn erkennen kann, welche Vogelart gerade gegen seine Scheibe oder ins Triebwerk gekracht ist.

Glücklicherweise hatten wir im europäischen Raum bisher noch keinen Vogelschlag mit tödlichem Ausgang. Meistens erreichen die Flugzeuge noch rechtzeitig den Boden, so dass Menschenleben nie gefährdet wurden. Dennoch: die jährlichen Kosten vogelschlagbedingter Materialschäden belaufen sich in der deutschen Zivilluftfahrt auf durchschnittlich drei Millionen Euro. 1993 entstand allein bei einem einzigen Zusammenstoß zwischen einer B-747 (Jumbo) und zwei Mäusebussarden ein Materialschaden von 8,3 Millionen Euro. 37 Prozent solcher Zwischenfälle sind mit Schäden verbunden. Das Schadensausmaß ist abhängig vom Gewicht des Vogels, seinem Aufprallwinkel und -ort sowie der Geschwindigkeit des Luftfahrzeugs.

Schon beim Bau oder Umbau eines Flughafens sind wir mit unserer Erfahrung dabei. So werden auf einem Flughafen oder in Flughafennähe keine beerentragende Büsche gepflanzt. Wir pflanzen vogelabweisendes Gehölz. Wiesen lassen wir wild wachsen, damit die Vögel dort gar nicht erst landen, um Futter zu suchen. Häufig lassen sich Vögel auch durch Geräusche oder Bewegungen vergrämen. Also fahren wir das Flughafengelände ab und sorgen für Wirbel. Nester entfernen wir, bevor Eier darin liegen, und hoffen, dass die Vögel sich einen anderen Ort zum Nestbau suchen.

Unsere Arbeit zeigt Erfolge, denn die Unfälle sind rückläufig. Ein Restrisiko bleibt natürlich immer – wir können den Vögeln ja nicht das Fliegen verbieten!

## Ein Gedicht

*In dem halbjährlich erscheinenden Heft »Vogel und Luftverkehr«, das vom Deutschen Ausschuss zur Verhütung von Vogelschlägen im Luftverkehr (DAVVL e. V.) herausgegeben wird, haben wir in der 2. Halbjahrsausgabe (20. Jg.) eine kleine Geschichte zu diesem Thema gefunden:*

Ein Linienflug am frühen Morgen über der Bundesrepublik von X-feld nach Y-dorf. Nach dem Start zwingt ein Vogelschlag zur Sicherheitslandung auf dem Ausgangsflughafen. Die Stewardess informiert ihre Fluggäste in freundlicher und origineller Form aus dem Stegreif mit folgendem Gedicht:

»Ein Vogel flog in den Motor,
und das kommt leider manchmal vor;
ein Mäusebussard, leicht umnachtet,
hat scheint's die Vorfahrt nicht beachtet.

Er suchte wohl nach einer Maus
und hauchte so sein Leben aus;
nun sitzt er nackt und ohn' Gefieder
im Himmel und wir landen wieder.«

Geht ein Pole in die Apotheke und fragt den Apotheker: »Wann fliegt das nächste Flugzeug nach Polen?« – »Keine Ahnung, das hier ist eine Apotheke und kein Reisebüro.« Der Pole verlässt das Geschäft und kommt am nächsten Tag wieder: »Wann fliegt das nächste Flugzeug nach Polen?« – »Das habe ich Ihnen gestern schon gesagt, dies ist eine Apotheke und kein Reisebüro, wenn Sie wissen wollen, wann das nächste Flugzeug nach Polen fliegt, dann müssen sie in einem Reisebüro nachfragen!« Der Pole verlässt wieder die Apotheke und erscheint einen weiteren Tag später abermals: »Wann fliegt das nächste Flugzeug nach Polen?« Jetzt wird es dem Apotheker zu bunt, er packt den Polen am Kragen, zieht ihn hinaus auf die Straße, zeigt mit dem Finger auf sein Schaufenster und sagt: »Sehen sie, da steht ›Apotheke‹!« Der Pole zeigt auch auf das Schaufenster: »Und da steht ›Pollenfluginformation‹!«

### Ein Cowboy ohne Namen

*Cowboystiefel, Jeans, weißes T-Shirt, abgewetzte Lederjacke und eine Computerzeitschrift in der Hand – mein Sitznachbar auf dem Weg nach Rom. Ich hatte die ganze Nacht vor Flugangst kein Auge zugetan, war todmüde, musste aber wach bleiben, um den Flugverlauf zu überprüfen und aufzupassen, dass nichts passiert.*

*»Ich habe Flugangst, und meine Psychologin hat gesagt, ich soll das meinem Sitznachbarn sofort sagen«, begann ich das Gespräch.*

*»Ach ja?«, antwortete der Cowboy und vertiefte sich in seine Zeitschrift.*

*»Ja, weil das Eingeständnis die erste Stufe zur Besserung ist.«*

*- Keine Antwort.*

*»Sind sie aus der Computerbranche oder sind Computer ihr Hobby?«*

*»Weder noch.«*

*»Aber sie sind doch bestimmt technisch interessiert?«*

*»Ja.«*

*»Auch an Flugzeugen?«*

*»Ja.«*

*»Wissen sie, ich bin Vielfliegerin und weiß jede Menge.«*

*»So.«*

*»Ein Flugzeugflügel ist nur mit acht großen Schrauben befestigt.«*

*»Tatsächlich?«*

*»Das hätten sie jetzt nicht gedacht, oder?«*

*»Nein.«*

*»Wenn sie jetzt mal genau nach hinten links schauen, dann sehen sie, dass dort eine Schraube nicht ganz fest sitzt. Das könnte bedeuten, wir verlieren den Flügel – und dann gute Nacht!«*

*»Ja, schlafen sie ein bisschen«.*

*»Ich bin zwar müde, aber ich kann nicht. Es ist immer besser, dass man als Vielflieger mit aufpasst. Die Piloten können schließlich nicht alles bemerken.«*

*»Hm.«*

*»Wenn beim Landeanflug das Nichtraucher-Zeichen wieder angeht, müssen innerhalb von 5 Sekunden die Räder rausfahren, sonst gibt's einen Crash. Nach dem Signalzeichen zähle ich immer die Sekunden mit, und fast nie kriegen die die Dinger raus. Bisher war's immer nur Glück. Fliegen ist total gefährlich. Nur gibt das keiner zu!«*

*»Ja?«*

*»Ja. Ich habe eine Statistik gelesen: Danach gibt es in Deutschland pro Tag mindestens 120 Beinahe-Zusammenstöße in der Luft.«*

*»Ach was!«*

*»Das heißt, auch wir befinden uns zur Zeit in allergrößter Gefahr.«*

*»Aha.«*

*»Das ist aber nicht das Schlimmste. Fast jeder Flugkapitän hatte schon mal an Bord eine Fischvergiftung, und der Co-Pilot musste weiterfliegen, obwohl er solch eine große Maschine gar nicht alleine fliegen kann.«*

*»Ach.«*

*»Und dann habe ich gehört, dass sie manchmal nur die Anschnallzeichen anmachen, damit sie mal mit den Stewardessen allein sein können. Sie wissen schon … Die brauchen dann keinen Service zu machen.«*

*»So, so.«*

*»Wussten sie eigentlich, dass alle nur so tun, als hätten sie keine Angst«?*

*»Nein.«*

*»Schauen sie mal nach schräg rechts. Die dicke Frau da, die permanent ihre Hände und Arme um ihren Leib schlingt. Der sieht man doch an, dass sie Schiss hat.«*

*»Ich glaube, sie ist schwanger.«*

*»Nein, bestimmt nicht. Beim Fliegen kann sich immens viel Luft in den Bauch pumpen. Hab' ich mal von einem Arzt gehört.«*

*»Interessant.«*

*»Da gibt es aber noch viel schlimmere Sachen. Wenn zum Beispiel die Ohren zugehen, können sie einen Gehörsturz kriegen. Thrombose ist ja fast schon normal. Die ständige Fliegerei kann sogar das Sprachzentrum lähmen.«*

*Der Cowboy sieht mich an, legt die Zeitung aus der Hand, beugt sich zu mir rüber und sagt leise:*

*»Zu ihrer Information: Ich bin Flugkapitän und auf dem Weg in den Urlaub. Ich habe in meinem Leben schon viel Blödsinn gehört, aber das hier übertrifft wirklich alles. Und noch etwas: Seien sie froh, dass die Vielfliegerei ihr Sprachzentrum noch nicht lahmgelegt hat. – Aber man soll die Hoffnung ja nie aufgeben.«*

## *»Es passiert bestimmt nichts ...!«*

*... Das ist überhaupt der tollste Spruch, den mein Partner und Sitznachbar kurz vor dem Abflug von sich geben kann. Unter allen in Frage kommenden Sätzen steht er an allerletzter Stelle. – »Es passiert bestimmt nichts!« Woher will er das wissen?*

*Sätze, die der Flugängstliche im Laufe vieler Flugstunden so zu hören bekommt:*

*»Atme ruhig durch!«*
*»Stell' Dich nicht so an!«*
*»Es ist ja gleich vorbei!«*
*»Es geht ganz schnell!«*
*»Beschäftige Dich doch einfach!«*
*»Hier, lies die Zeitung – das lenkt ab!«*
*»Der Pilot will doch auch heil ankommen!«*
*»Halt Dich an mir fest, aber tu' mir nicht weh!«*
*»Du brichst mir die Hand!«*
*»Entspann Dich – es ist doch nur ein Kurzstreckenflug!«*
*»Komm, jetzt sind wir doch oben, ist doch ein ruhiger Flug!«*

*Sätze, die der Flugängstliche im Laufe vieler Flugstunden so von sich gibt:*

*»Herr Kapitän, sind Sie nüchtern?«*
*Zur Stewardess: »Wie alt ist der Kapitän, wann hat er die letzte Prüfung gemacht?«*
*»Wie ist das Wetter?«*
*»Wird es ein ruhiger Flug?«*
*»Ist die Maschine enteist?«*
*»Wir werden abstürzen – ich weiß das!«*
*»Ich verspreche, immer lieb zu sein, wenn jetzt nichts passiert!«*
*»Bitte mach, dass das gleich vorbei ist!«*
*»Warum bin ich nur geflogen?«*
*»Wieso ruckelt das?«*

»Was macht der Pilot da?«
»Warum fliegt der jetzt eine Kurve?«
»Wieso servieren die nicht – ist was passiert?«
»Warum guckt die Stewardess so besorgt?«
»Mir ist schlecht!«
»Bitte hilf mir, ich habe Angst!«
»Halt mich fest!«
»Laß mich los!«
»Ich will hier raus!«
»Ich kriege keine Luft – warum kommen die Sauerstoffmasken nicht runter?«
»Was ist, wenn die Sauerstoffmasken nicht runterkommen?«
»Gibt es hier eine Schwimmweste?«
»Warum redet der Kapitän nicht mit uns?«
»Ich kenne das alles aus diesem Katastrophenfilm!«
»Es kann doch bestimmt nichts passieren – oder?«

## »Wie wohl die Wolken schmecken ...?«

Flugangst ist nicht vererbbar. Dennoch kann es vorkommen, dass flugangstgeplagte Eltern ihre Kinder derart in Mitleidenschaft ziehen, dass auch sie irgendwann infiziert sind. Von sich aus haben Kinder in der Regel keine Angst, selbst wenn sie alleine fliegen.

Eines Tages saß ich im Flugzeug neben einem kleinen Jungen namens Julian, dem ich meine Angst nicht zeigen wollte. Warum sollte ich ihm ein schlechtes Beispiel geben? Man geht ja auch schließlich nicht bei Rot über die Ampel, wenn kleine Kinder, die's noch nicht richtig gelernt haben, in der Nähe sind.

Der Kleine war vollkommen fasziniert. Von allem. Er hat eine ganze Weile aus dem Fenster geschaut, sich dann zu mir umgedreht und – eher zu sich selbst – gesagt: »Wie wohl die Wolken schmecken ...?«

Natürlich durfte er während des Fluges ins Cockpit. Als er zurückkam, war er total begeistert: »Wenn wir gleich landen, weiß ich genau, wie alles funktioniert. Die machen das mit Autopilot!«

Schweigen. Schluck! Von dem Moment an hatte ich Herzrasen und nahm, zu meiner Beruhigung, Julians Hand.

*Er: »Ich hab' keine Angst!«*
*Ich: »Aber ich!!!«*
*Er: »Musst du nicht haben! Ich hab' alles gecheckt – die können das!«*

### *Franz Thönnes, SPD-Bundestagsabgeordneter, Parlamentarischer Staatssekretär im Bundesministerium für Gesundheit und soziale Sicherung*
### Mein Lieblingstraum

Ja, ich hatte mal Flugangst. Aber seit acht Jahren ist sie weg. Eigentlich hatte ich bloß ein mulmiges Gefühl während des Starts. Ich habe mir dann immer vorgestellt, ich sei auf dem Weg in die Ferien und säße bald in einem Boot irgendwo im Norden. Die nordischen Länder liebe ich. Die Vorstellung, in Ruhe irgendwo sitzen zu können, zu angeln und auf das Wasser zu schauen, beruhigt mich und hat mir sehr geholfen.

Ich glaube, die Angst vorm Fliegen hängt damit zusammen, dass man nicht weiß, was da eigentlich vor sich geht. Als ich vor einiger Zeit gemeinsam mit anderen Abgeordneten in Sarajewo und Priszren gewesen bin, habe ich eine Erfahrung gemacht, die mir sehr geholfen hat: Vor Ort mussten wir mit dem Hubschrauben fliegen. Es war einfach grandios. Man sitzt in diesen Dingern und hat das Gefühl, sich in einem Aufzug zu befinden. Der Hubschrauber hebt ab wie ein Fahrstuhl und fliegt dann seitlich weg.

Leuchtet auch nur das kleinste Warnlämpchen, würde doch kein Pilot seine Maschine starten. Alles wird doppelt gecheckt, und erst dann wird geflogen. Wenn alle Menschen ihr Auto stehen lassen würden oder sofort zur Werkstatt brächten, sobald ein Lämpchen leuchtet, gäbe es garantiert weniger Unfälle.

Zum Schluss zwei Empfehlungen: Wenn mich einer aus Sicherheitsgründen fragt, mit welcher Airline er fliegen soll, rate ich, die Cockpitvereinigung zu fragen. Und wer sich trotz Flugangst entscheidet, zu fliegen, der sollte einfach versuchen, seinen Lieblingstraum zu träumen.

## Die Boeing 737–800: eine kleine Betriebsschau

*Welcher Flugängstliche hätte sich nicht schon mal gefragt, wie sich eine Boeing 737–800 zusammensetzt? Nachfolgend die entscheidenden Fragen, die Sie zum Zeitvertreib während des Fluges beantworten können.*

1. *Wie viele Sitzplätze hat die Boeing?*
2. *Wie schwer ist sie?*
3. *Wie viele Tanks gibt es?*
4. *Wie viel passt in die Tanks rein?*
5. *Wie viel verbraucht der Flieger beim Start?*
6. *Welchen Wendekreis hat die Boeing?*
7. *Wie hoch ist der Kerosin-Verbrauch pro Flugstunde?*
8. *Welche Reichweite hat der vollgetankte Flieger?*
9. *Wie hoch ist die Geschwindigkeit beim Start?*
10. *Wie hoch ist die Reisegeschwindigkeit?*
11. *Wie hoch ist die Geschwindigkeit beim Landen?*
12. *Wie sind die Maße der Maschine?*
13. *Welche Schubkraft haben die beiden Triebwerke?*

*Antworten zu*
*Die Boeing 737-800: eine kleine Betriebsschau:*

1. *184 Sitzplätze für Passagiere.*
2. *Bei voller Besetzung und voll getankt ungefähr 76 Tonnen.*
3. *Drei.*
4. *26 035 Liter Kerosin. Aufgerundet auf 30 000 Liter wären das 200 Fässer à 150 Liter oder einfacher ausgedrückt: der Inhalt von 300 Badewannen.*
5. *6 Tonnen, 6000 Liter bei voller Beladung.*
6. *22 Meter. Wendungen bis zu 90 Grad sind möglich.*
7. *Ca. 3080 Liter.*
8. *5449 Kilometer.*
9. *Wenn die Maschine voll beladen ist: 290 Stundenkilometer.*
10. *Beträgt im Durchschnitt 840 Stundenkilometer.*
11. *260 Stundenkilometer.*
12. *Die Boeing ist 39,50 Meter lang, 12,50 Meter hoch und hat eine Spannweite von 35,80 Metern.*
13. *Zwei mal 11 780 Kilogramm.*

# IST DAS ENG HIER!

Ganz ähnlich wie fehlende technische Informationen können auch außerplanmäßige Bedingungen während eines Fluges zum Trauma für empfängliche Passagiere werden. Das Flugzeug gerät in ein Gewitter, ein Blitz schlägt in die Maschine ein, es beginnt zu schneien, der Flieger beginnt unerwartet zu ruckeln oder abzusacken, der Pilot dreht vor der Landung Warteschleifen oder muss durchstarten – für ihn mögen das alles keine besonderen Herausforderungen darstellen, denn so ein Flugzeug verträgt weitaus mehr, als der unbedarfte Passagier sich landläufig vorzustellen vermag. Doch gerade deshalb macht es diesem unbedarften Passagier Angst. Jeder, der häufig in der Luft unterwegs ist, kann überdies skurrile, bisweilen unglaubliche Geschichten von besonderen Ereignissen zum Besten geben, die ihm nachhaltig in Erinnerung geblieben sind, weil sie seine Nerven auf Zerreißproben gestellt haben. Was sich an Bord eines Flugzeuges so alles abspielen kann, davon handeln die folgenden Episoden.

*Christian Kahrmann, Schauspieler*

## Schnallen Sie sich bloß an!

Ich werde diesen Tag nie vergessen. Am Morgen des 7. Januar 1996 war ich mit einer Airline von Frankfurt Richtung New York unterwegs. Es waren einige Deutsche an Bord und sehr viele Moslems – offenbar Musiker, denn sie hatten Instrumente dabei. Die Hälfte der Flugzeit war bereits vergangen, als die Maschine plötzlich absackte. Sie schlingerte und kam nicht zur Ruhe. Die Stewardess bat die Fluggäste, zu ihren Plätze zu gehen und sich anzuschnallen. Mein Magen rebellierte, ich hielt mich krampfhaft an den Armlehnen fest.

Adrenalin schoss durch meinen Körper. Die Turbulenzen wurden stärker. Ich schaute aus dem Fenster und sah, wie sich die Tragflächen mal nach oben, mal nach unten bogen. Mir war irgendwie übel – und doch nicht. Ich hatte tierische Angst. Es knarrte und ruckte. Ich dachte, gleich gehen die Klappen auf und die Klamotten fliegen durch die Gegend. Leute schrieen, einige fingen an zu beten. Kurzum: ein einziges Chaos …

Der Kapitän sagte: »Bleiben Sie bitte ruhig, wir sind in einen Sturm geraten.« Der hat gut reden. – Ruhig bleiben, in einem Sturm! Es kam mir vor wie ein Orkan, der mich aus dem Sitz hob. Das Flugzeug wurde richtig runtergedrückt. Jetzt warfen sich einige Fluggäste mit Betteppichen in den Gang und fingen laut an zu beten. Die Stewardessen waren damit beschäftigt, sie wieder zu ihren Sitzen zu schicken. Doch der Glaube an Allah war stärker. Die Betenden ließen sich nichts sagen. Alles um mich herum lenkte mich ab, machte mir aber auch Angst. Ich konnte nichts tun. Das erste Mal, dass ich absolut nichts tun konnte!

Dann wieder der Kapitän: »Die Küste Amerikas kann wegen eines Blizzards nicht angeflogen werden. Wir werden jetzt in Neufundland notlanden. Bleiben Sie ruhig!« Durch meinen Kopf schossen Fragen: Wo sind wir? Wie hoch sind wir? Kann der Kapitän die Maschine noch halten? Wird er landen können? Wo genau werden wir landen? Haben wir überhaupt die Kraft, dem Sturm weiter standzuhalten? Hat der Pilot so was schon mal gemacht? Was heißt eigentlich »Notlandung«? Ich fing an zu schwitzen.

Die Landung war hart, aber es ist nichts passiert. Die Passagiere waren blass. Ich konnte in dieser Nacht nicht einschlafen und durchlebte in Gedanken noch mal den Flug. An der Bar meines Hotels bestellte ich mir irgendwas Alkoholisches und betrank mich. Aber – ich fliege immer noch oft nach New York. Ich steige in den Flieger und denke: »Geht doch!« und »Runter kommen sie immer!« Angst? Nein! Mein Respekt vor den Piloten und auch die Maschinen halten einiges aus! Aber ein Rat an alle Passagiere: Schnallen Sie sich bloß an!

Nach einer harten Landung hält es der Kapitan für angebracht, sich persönlich am Ausgang bei den Passagieren für die Unannehmlichkeiten zu entschuldigen. Eine alte Frau kommt auf ihn zu und fragt: »Sagen Sie, junger Mann, sind wir gelandet oder abgeschossen worden?«

## »Thorry ...!«

*Irgendwie hatten wir es geahnt – wir hätten den Zug nehmen sollen! Lilian und ich wollten ohnehin erst abends in München sein. Und nun mussten wir die Morgenmaschine nehmen, weil keine andere frei war. O. K., das gleiche Ritual wie immer: Lilian lackiert sich die Fingernägel rot, und ich fange an, mein Reisekaugummi zu kauen. Schon am Check-in-Schalter war der Ärger vorprogrammiert. Lilian wollte vorne sitzen, aber vorne war nichts mehr frei, obwohl wir schon eine Stunde vor Abflug dort waren. Schließlich bekamen wir Mittelplatz und Gang, Reihe 17.*

*»Wow!«, dachten wir, als wir in den Warteraum kamen. »Was ist denn da unterwegs? Eine Männer-Model-Agentur?« 30 Kerle, einer adretter als der andere. Wir guckten uns einen aus, der hoffentlich neben uns sitzen würde. »Das wär's doch ...!« Als Journalistinnen (das ist immer eine gute Ausrede für die angeborene Neugierde der Frau) haben wir natürlich umgehend recherchiert. Es handelte sich um eine Firma, die mit ihren männlichen Hostessen zu einer Veranstaltung flog. »Wir haben den falschen Beruf!«, stellte Lilian fest.*

*Aber wir hatten Glück. Was allerdings nicht weiter erstaunlich war, denn es war ganz klar, dass wir von 30 gutaussehenden Männern einen abbekommen würden. Und da stand er nun: groß, schlank, dunkles welliges Haar, blaue Augen und eine tolle Haut. Er war gut gekleidet und hatte ein sympathisches Lächeln. Kurz: Wir waren hin und weg.*

*Lilian stellte sich wie üblich vor: »Guten Tag, ich habe Flugangst. Wenn ich Ihnen zu nahe komme, dann müssen Sie das sagen. … Oh, Gott, wir heben ab!« Der Mann nickte nur – ansonsten kein Wort. Kaum war der Flieger oben, erfuhren wir den Grund. Der Mann schnallte sich ab, stand auf und sagte: »Thorry, ich muth mal durch …!« Wir standen auf, und er ging zur Toilette. – »30 Burschen, zum vernaschen süß, und wir kriegen den, der lispelt!« Nicht, dass ich was gegen Lispler hätte – aber wenn wir schon nur mit ihm reden können, sollte wenigstens die Verständigung problemlos sein.*

*Der Mann kam zurück. Wir standen auf und ließen ihn an seinen Fensterplatz. Keine Viertelstunde später stand er erneut auf und quetschte sich an uns vorbei. »Wenn das so weitergeht, können wir uns den Lambada-Tanzkurs sparen. Noch dreimal und wir haben die Hüftquetscherei drauf!« Insgesamt fünf Mal das gleiche Theater. »Thorry, ich muth mal durch …!« Und immer wieder nahm ich mein Kissen hoch und rückte es beim Hinsetzen wieder zurecht. Kissen sind wichtig für mich. Ich hole mir immer gleich zu Beginn eines, irgendwie fühle ich mich wohler damit. Und mit diesem hier sollte es noch ein Nachspiel geben …*

*Der Flug verging mit Aufstehen, Hinsetzen und Hantieren mit meinem Kissen. Schließlich war ich so konfus, dass ich es nach der Landung unbeabsichtigt einsteckte. Immerhin waren wir durch das ständige Hin und Her ein wenig von unserer Flugangst abgelenkt. Lilian sorgte bei den Umsitzenden für Lacher, als sie sagte: »Hoffentlich findet der Thüthe die Reihe Thipthehn wieder!«*

*Als wir ausstiegen sagte sie zu unserem Sitznachbarn: »Tschüss! Und ach, das mit ihrer Blase sollten Sie untersuchen lassen!« Daraufhin der Mann: »Mit meiner Blathe itht alles in Ordnung. Aber thie thollten thich schämen, Kithen zu klauen!«*

### *Daniel Call, Schriftsteller und Regisseur*
### Keine Wahl

Seit vier Jahren fahre ich nur noch mit dem Auto oder mit der Bahn. Ich hasse Fliegen und habe Todesangst. Das kam ganz plötzlich. Eine Stewardess wollte mir wohl etwas Gutes tun und holte mich ins Cockpit. Und genau da fing der Horror an. Als ich die Kanzel sah und der Kapitän mir die Knöpfe und Schalter erklärte – da war's aus.

Ich habe sowieso Höhen- und Tiefenangst, dann diese Geräusche, die engen Sitze ... Schon früher bin ich nur 1. Klasse geflogen, weil ich viel Platz brauche, aber geholfen hat das auch nicht. Ich saß nur Gang, und wenn die Türe sich schloss, dann wusste ich: »Jetzt komme ich nicht mehr raus!« Meistens habe ich mir sofort ein Bier bestellt. Ich dachte, das brauche ich als Atemhilfe. Ich krakeelte nicht rum, versuchte Haltung zu bewahren.

Meine Flugangst war mir nie peinlich, ich konnte bisher auch immer mit meinen Platznachbarn darüber reden. Aber so ein gestörtes Verhalten ist sicher unangenehm für die anderen Passagiere.

Ulla Meineke hat mir mal geraten, einen Talisman mit an Bord zu nehmen, was ich auch tat. Ich bin jahrelang mit einem Moonstone geflogen – hat aber nichts geholfen. Einmal habe ich versucht, am Flughafen wegzulaufen. Da waren meine Koffer aber schon eingecheckt, und ich musste mit.

Diese Flugangst schränkt mein Leben total ein. Innerdeutsch kann ich ja Auto oder Zug fahren. Aber aus beruflichen Gründen muss ich künftig öfter mal ins Ausland – was bedeutet: Ich bin gezwungen zu fliegen. Ich habe keine andere Wahl mehr!

## Spielarten des Gattenmords

*Wenn Sie unter Flugangst leiden, hilft es enorm, einen Vertrauten neben sich sitzen zu haben: den Ehemann, den Geliebten, Mutter, Tante, Onkel, Patenkind, Schwester oder Bruder, Freund oder Freundin ... Ganz egal. Hauptsache, jemand ist an unserer Seite, der Händchen hält, uns Nettigkeiten ins Ohr flüstert und sich um uns kümmert.*

*Deswegen war ich auch ganz ruhig und ausgeglichen, als ich das erste Mal mit meinem frisch angetrauten Ehemann in ein Flugzeug stieg. Ich wusste: Hier kann ich mich anlehnen, und es wird mir nichts passieren.*

*Weit gefehlt! Dieser Flug gehörte mit zu den schlimmsten Erfahrungen, die ich jemals in einem Flugzeug gemacht habe. Kaum waren wir eingestiegen, nahm mein vermeintlicher Held seinen Fensterplatz ein, rückte sein Kopfkissen zurecht und sagte: »Ich schlafe jetzt ein bisschen«. – So eine Unverschämtheit! Was für ein Egoismus, welch eine Ignoranz mir und meiner Angst gegenüber! Und schon fing er an, leise vor sich hin zu schnarchen, ein knarrendes Geräusch, das von einem dezenten Pfeifen unterlegt war. Sein Körper fing an, sich zu entspannen. Und als ich in sein selig lächelndes Antlitz sah, knallten bei mir die Sicherungen durch …*

*Ich drehte mich zu meinem Nachbarn zur Linken und begann unaufgefordert ein Gespräch über Spielarten des Gattenmords. Um meinen Ausführungen einen ernsteren Hintergrund zu verleihen, erklärte ich ihm, ich sei von der Kripo und dass sich diese Art von Todesfällen in letzter Zeit häufe. Während ich weiter auf ihn einredete, war mir nicht entgangen, dass er aufgeregt an seinem goldenen Ehering herumnestelte. Auf meine Frage, wie lange er denn schon verheiratet und ob er auch immer treu gewesen sei, antwortete er mit einem gequälten Lächeln. Ich fügte dann nur noch hinzu, dass wir ja sowieso abstürzen würden. »Ehebrecher und ignorante Ehemänner bekommen stets, was sie verdienen!«*

*Plötzlich fing das Flugzeug heftig an zu wackeln. Die Anschnallzeichen leuchteten auf. Ich griff nach der Hand meines Nachbarn und klammerte mich an ihm fest. Bis heute gehe ich davon aus, dass er vor unserem Absturz noch eine gute Tat begehen wollte und mich deshalb gewähren ließ.*

*Wie dem auch sei: Das Wackeln wurde schlimmer. Ich stürzte meinen Kopf in seinen Schoß, hielt mich mit beiden Händen an seiner Brust und seinem Arm fest. Und ohne es zu bemerken, riss ich ihm dabei zwei Hemdknöpfe ab. Gut, das kann passieren. Wäre auch nicht weiter schlimm gewesen, wäre nicht in diesem Augenblick mein schlummernder Gatte erwacht. Er sah mich festgekrallt an einem Fremden und schrie: »Hände weg von meiner Frau und zwar sofort, sonst knallt's!« Von jäh aufkochender Leidenschaft übermannt, riss er mich aus den Armen meines Beschützers und schimpfte mit hochrotem Kopf auf mich ein. Sein Eifersuchtsanfall war filmreif, und ich musste unweigerlich lachen. Das brachte ihn nur noch mehr auf die Palme. Das Ende vom Lied war ein Ehekrach allererster Güte – vor versammelter Mannschaft.*

*Seit diesem Tag fliegen mein Mann und ich nach Möglichkeit getrennt. Er hat mittlerweile eingesehen, dass ich mich männlichen Sitznachbarn gegenüber eben so benehme. Und wenn er mich vom Flughafen abholt und in Begleitung vorfindet, dann weiß er wenigstens, mit wem ich Händchen gehalten habe.*

***Bärbel Levin, …***

## »As time goes by« oder Andacht für Herrn Schmidt

Wir starteten von Frankfurt in Richtung Gran Canaria. Ich habe immer schreckliche Flugangst gehabt, sie aber irgendwann komplett besiegt, als ich in einem Ultraleicht-Flugzeug (UL) mitgeflogen bin. Dass ich den Segelschein gemacht habe, war der Sache ebenfalls zuträglich. An diesem Tag jedoch sollte sich das Blatt für kurze Zeit wieder wenden …

Unsere Maschine war bis auf den letzten Platz ausgebucht. Der Himmel war strahlend blau, alle Passagiere waren in bester Urlaubsstimmung. Nach etwa einer Stunde kam eine Durchsage des Kapitäns: »Wenn ein Arzt an Bord ist, bitte vorne melden.«

Ich sah, dass ein Mann und eine ältere Dame dann Richtung Cockpit gingen und der Vorhang hinter ihnen zugezogen wurde. Nach ein paar Sekunden erneut die Stimme des Kapitäns: »Bitte schnallen sie sich an, wir müssen in Casablanca zwischenlanden.« Ich wusste nicht warum. Letztlich war's mir auch egal. Ich sah bereits Humphrey Bogart und Ingrid Bergman vor mir und dachte, »wie schön, hier hat er also Abschied von ihr genommen …«.

Die Landung verlief problemlos. Doch als ich aus dem Fenster schaute, traf mich fast der Schlag: Alles war voll Militär, ein Krankenwagen kam herangebraust. Alle waren äußerst angespannt, und mir wurde angst und bange. Über eine Stunde geschah gar nichts. Dann die Stimme aus dem Cockpit: »Hier spricht ihr Kapitän. Unser Fluggast Herr Schmidt* ist vor einer Viertelstunde verstorben, und jetzt haben wir ein Problem: Wenn ich Herrn Schmidt aus dem Flugzeug gebe, darf er anschließend nicht mehr an Bord. Er müsste in Marokko bleiben. Ohne das Flugfeld – und damit marokkanischen Boden – zu betreten, können wir ihn aber nicht in den Laderaum bringen. Wir würden Frau Schmidt gerne alle Unannehmlichkeiten ersparen und ihren Mann im Passagierraum an unser eigentliches Reiseziel bringen. Doch dafür brauchen wir ihre Zustimmung.«

Wir haben dann alle leise geklatscht und die Reise fortgesetzt – mit Herrn Schmidt. Er wurde in der ersten Reihe über drei Sitze gelegt und zugedeckt. Leider war er ziemlich groß, seine Füße ragten in den Gang, so dass alle sie sehen konnten. Dieser Flug war wohl für niemanden eine Freude. Es herrschte eine andächtige Stille an Bord. Als wir nach der Landung das Flugzeug verließen, mussten alle Passagiere an Herrn Schmidt vorbei. Seine Füße streiften uns leicht, und alle verabschiedeten sich irgendwie von ihm. Dann nickten wir Frau Schmidt zu und stiegen aus.

*Hasan Cobanli, TV-Journalist und Reisefilmer*

## Jeder liebt, was er beherrscht

Ich habe einen kleinen Nebenjob als Pilot und in den letzten 25 Jahren auf vier Erdteilen so ziemlich alles befördert, was man in zweimotorige Land- und Wasserflugzeuge hineinladen kann. 400 Kilo explosive Feuerwerkskörper – keine Airline wollte die Knaller transportieren – brachte ich auf dem Luftweg zu einer Schiffstaufe nach Finnland. Mit einem Quartett hochversicherter Original-Stradivaris nebst bewaffnetem Bodyguard und den dazugehörigen Musikern

* Name geändert

der Berliner Philharmoniker flog ich zur Feier der deutschen Wiedervereinigung quer durch Deutschland. Ich habe jeden Flugauftrag angenommen, der sonderbar klang oder eine Herausforderung darstellte: Zwei lebende Zicklein habe ich zum Schlachten auf einen privaten griechischen Inselflugplatz gebracht, zwei (vor Flugangst zitternde) Großwildjäger und ein frisch erlegtes Gnu durch Namibia. Als Klassik-Fan hatte ich besonders häufig flugängstliche Dirigenten und sensible Pianisten an Bord. Mit Donald Runnicles, dem Chef der Oper von San Francisco, habe ich auf mehreren stürmischen Flügen von Salzburg nach Paris und von Bayreuth nach Rügen Melodien aus Mozarts Hornkonzerten geträllert. Er hatte Horn studiert und wurde durch mein Singen einfach entspannter. Christoph Eschenbach, Chefdirigent des Houston Symphony Orchestras und Intendant des Schleswig-Holstein Musikfestivals, ließ ich mal eine Zeit lang das Querruder führen. Überhaupt: Passagiere mit Flugangst nehme ich gern mit an Bord, denn ich weiß aus Erfahrung, dass Flüge in kleineren Maschinen ihr Unbehagen zumindest minimieren können. Die Betroffenen bekommen die Technik erläutert und lernen verstehen, warum so ein Blechvogel überhaupt fliegt.

Die Piper »Seneca« ist mir sympathisch. Auf ihr hatte ich mein Multi-Engine-IFR-Rating bestanden, also die Ausbildung und Prüfung zum Führen mehrmotoriger Flugzeuge nach Instrumentenflugregeln, worauf jeder Pilot stolz ist. Deshalb ist dies hier eine Liebeserklärung an ein Flugzeug. Auch jeder Reiter, Hochsee-Segler oder Hundeschlittenführer liebt, was er beherrscht.

Natürlich gab es auch Situationen in meinem Fliegerleben, in der ich beinahe verunglückt wäre. Aber als Pilot hast du immer eine Chance. Einmal hat meine »Seneca« mir etwas übelgenommen. So böse war sie mit mir, dass sie mich beinahe in den Bergwald unter uns mitgerissen hätte. Da mussten wir ein paar Minuten hart kämpfen – umeinander und ein bisschen auch gegeneinander. Jeder gab, was er hatte: ich, der Pilot, eine Prise Erfahrung, einen Schuss Mehrfachbelastbarkeit und einigermaßen gute Nerven, die »Seneca« ihre robuste Natur, ihre solide Verarbeitung, ihr gnädiges Flugverhalten in Extremsituationen. Ob vereiste Tragflächen, Triebwerksausfall, Sturmböen, Notlandung – mindestens einmal im Leben kommt ein Pilot in Trouble.

Ich bin wahrlich kein Technikfreak. Meine Waschmaschine zittert vor Angst, wenn ich mich ihr nur nähere. An Weihnachten blamierte ich mich vor meinem Patensohn, weil ich seine neue Multifunktionsarmbanduhr nicht programmieren konnte. Die »Seneca«, dieses freundlichste aller Flugzeuge, gab mir ein gewisses technisches Selbstbewusstsein. Eines Tages – vielleicht war ich einfach nach 4000 Flugstunden einfach mal fällig – sprang im unpassendsten Moment, zehn Sekunden nach dem Abheben von kurzer Startbahn zu einem nächtlichen Dreistundenflug nach Frankreich, vorn links am Bug die Gepäckklappe auf. Hundert Knoten Fahrtwind knallten plötzlich auf die quadratmetergroße Blechtür und zerknautschten sie binnen Sekunden zu einem hochgefährlichen Metallsegel, das sich wild flatternd aufstellte, immer weiter verbog, aus den Scharnieren zu reißen drohte und die »Seneca« schlagartig nach links gieren und abkippen ließ. Meine Reserve-Öldosen und der kleine Werkzeugkoffer flogen raus und dotzten gegen die Frontscheibe, die Gummidichtung der Klappe peitschte der »Seneca« aufs Gesicht, bevor sie abriss und gemeinsam mit zwei orangefarbenen Schwimmwesten in die Tiefe trudelte. Wären die Scharniere nicht solide verarbeitet gewesen, wäre die Klappe zum Geschoss geworden, sagten später die Mechaniker, die mich an der Luftwerft erwarteten, als ich die angeschlagene Maschine bei hereinbrechender Nacht mit abgestelltem linken Triebwerk und voll durchgedrücktem rechten Seitenruder wieder runtergebracht hatte. – Schade, dass meine Frau nicht dabei war. Sie wäre dann sicher nachsichtiger, wenn ich das nächste Mal unsere Waschmaschine falsch bediene.

*Larry Hagman, Schauspieler*

## Selber fliegen – oder schwimmen

Meine Frau Maj und ich hatten in jungen Jahren zwar ein mulmiges Gefühl zu fliegen, aber sicherlich keine große Flugangst. Dennoch hat uns genau dieses Gefühl extrem gestört. Wir wollten etwas dagegen tun. Also haben wir gemeinsam den Helikopter-Flugschein gemacht. Das Selber-Fliegen hat uns jegliche Angst genommen.

Wir verstehen allerdings sehr gut, wenn Menschen Flugangst haben!

Unser deutscher Freund Heiko fliegt seit sechs Jahren nicht mehr. Er hat in erster Linie Todesangst vor dem Geräuschpegel – und wenn es da oben wackelt. Ständig hat er die Luft angehalten. Mit anderen Worten: er versuchte, nicht zu atmen. Und das führte zum Hyperventilieren. Weder Tabletten noch Alkohol oder Meditation haben ihm geholfen. Als wir 2001 in Deutschland waren, mussten wir mit Heiko zu einem Termin von Köln nach Dubrovnik. Den geplanten Flug haben wir gecancelt. Stattdessen sind wir dann 24 Stunden mit ihm im Auto dorthin gefahren. Das war enorm anstrengend – aber für Heiko haben wir das gerne gemacht.

Wir kennen viele Schauspieler, zum Beispiel Nicole Kidman, für die Fliegen der reinste Stress ist. Aber was wäre die Alternative? Stellen Sie sich vor, eine ganze Riege Hollywood-Schauspieler und andere Angsthasen würden versuchen, nach Europa zu schwimmen. Da könnten viele Airlines dicht machen! Oder stellen Sie sich umgekehrt vor, die Europäer schwämmen in die U.S.A. ... Zusammenstöße auf offenem Atlantik wären da doch vorprogrammiert. Was für ein Szenario!

## *Ulli B., Pilot, im Gespräch*

*Wie sind Sie auf die absurde Idee gekommen, Pilot zu werden?*
Brasilianische Piloten waren der Meinung, ich sei ein »Piloten-Typ«, was immer das bedeutet.

*Kennen Sie eigentlich diese ganzen Flugkatastrophen-Filme?*
Natürlich, zumindest die meisten.

*Woher wissen Sie, ob die Landeklappen ausgefahren sind oder nicht?*
Anhand des Flugverhaltens kann eindeutig gesagt werden, ob die Klappen fahren oder nicht. Der Anstellwinkel zur Luft ändert sich.

*Sie haben aber keine Angst vorm Fliegen?*
Doch, auch ich als Pilot habe Flugangst! Wenn ich selbst fliege, fühle ich mich sicher, als Passagier habe ich aber ein ungutes Gefühl. Vor allem, wenn das Wetter schlecht ist.

*Aber Sie müssen doch als Pilot jedes Jahr eine Prüfung ablegen. Haben Sie da auch Angst?*
Nein, überhaupt nicht.

*Warum riecht es im Flugzeug so oft nach Kerosin, obwohl man schon in der Luft ist?*
Kerosin oder der Nachbar ... Sollte beides nicht sein!

*Wieso ist die Temperatur im Passagierraum immer so niedrig?*
Damit die Leute die Kleidung anbehalten.

*Frieren Sie da vorne im Cockpit?*
Nein, wir können zwar nicht den Kamin anzünden, aber zumindest die Heizung hochfahren.

*Fliegen Sie eigentlich immer mit derselben Crew und demselben Co-Piloten?*
Nein, die wechseln ständig – und das ist gut so!

*Können Sie sich auf ihre Instrumente verlassen?*
Solange sie noch funktionieren ...

*Warum reden die Piloten nicht sofort mit den Passagieren, wenn es ein Problem gibt? Ich glaube, dann wären die Leute auch weniger ängstlich.*
Safety first! Zuerst Flugzeug fliegen, danach navigieren und dann kommunizieren. Und zwar zuerst mit dem Tower, dann mit der Crew und dann mit den Passagieren. Ausnahmsweise kommen hier mal die Passagiere ganz am Ende. Was bringt's, wenn die Paxe wissen, was los ist, die Piloten aber gegen den Berg fliegen?

*Was passiert eigentlich, wenn wir in Berlin landen müssen und auf dem Flughafen ist Blitzeis?*
Dann wird der Flughafen geschlossen, wir fliegen zum Ausweichflughafen. Und dann ist Kaffeepause angesagt.

*Welcher ist Ihr Lieblingsflugplatz und welchen halten Sie für den schwersten?*
Der Schwerste ist Addis Abeba, der lustigste London Heathrow. Die Controller dort haben britischen Humor.

*Hatten Sie mal eine schwierige Situation zu bewältigen – und wenn ja, wie war die?*
Das ganze Leben ist voller schwieriger Situationen!

*Was ist eigentlich das am häufigsten verwendete Wort an Bord eines Flugzeugs?*
»Essen!«

*Finden Sie Ihre Uniform schön?*
Wenn sie im Auge des Betrachters schön erscheint, gefällt sie mir auch!

*Was würden Sie im Cockpit ändern?*
Fitnessgeräte einbauen – und vielleicht eine kleine Sauna.

*Gibt es noch andere Schwachstellen?*
Hunderte!

*Rauchen Sie im Cockpit?*
Rauchen Sie in ihrem Büro?

*Gibt es etwas, das man als Passagier beachten sollte?*
Nicht klatschen! Oder applaudieren Sie etwa beim Fleischer, wenn es ihm gelingt, ihre Wurst vernünftig zu schneiden?

*Warum sind Sie zum Frachtfliegen übergegangen?*
Das letzte fliegerische Abenteuer! Man weiß nie, wann man nach Hause kommt und ob Frau und Kinder noch da sind, weil die Umläufe manchmal 20 Tage dauern.

*Trifft der Spruch zu: »Fracht kotzt nicht, Fracht motzt nicht?«*
Besser könnte ich das auch nicht sagen.

*Was verfrachten Sie?*
Für Geld fast alles. Ansonsten alles, was rein passt. Zum Beispiel mein Surfbrett, ohne das ich nicht ins Flugzeug einsteige.

*Was würde passieren, wenn 25 000 Tauben im Flugzeug wären und plötzlich losflattern würden. Wäre das Flugzeug dann leichter?*
Das wäre zunächst mal eine Riesensauerei. Die kacken doch alles voll! Leichter würden wir nicht, außer die Tauben flögen auf dem Rücken.

*Was war Ihr bisher schönster Flug?*
Ein Nachtflug bei Leonidensturm (Sternschnuppen) von Addis Abeba über Kairo nach Frankfurt. Wenn all die Tausende von Wünschen jemals in Erfüllung gehen – das wäre schön: Dann gäbe es nie wieder Krieg! In einer Minute haben wir 67 Sternschnuppen gezählt.

*Könnten Sie einem Passagier erklären, wie ein Fallschirm funktioniert – oder selbst springen?*
Kann ich zur Not erklären, selber springen sowieso! Nutzt aber nichts, denn es gibt keine Fallschirme an Bord! Wenn ich Fallschirmspringen möchte, werde ich Fallschirmspringer und nicht Pilot! Wenn Sie Auto fahren, fährt da immer ein Abschleppwagen hinterher …?

*Hatten Sie schon mal Flugängstliche an Bord? Und wenn ja, was machen Sie mit denen?*
Abgesehen von mir? Ich mach' einen auf cool, erkläre ihnen, warum ein Flugzeug fliegt und zeige ihnen, dass wir uns an Bord wohl fühlen.

Natürlich kein Wort darüber, dass ich als Passagier selber Flugangst habe.

*Stimmt es, dass es Leute gibt, die im Flugzeug schon Sex hatten?*
Soll schon vorgekommen sein.

*Was macht die Stewardess, wenn so etwas passiert – oder was sollte sie tun?*
Falls es jemand bemerkt, sollte sie sich wieder anziehen. Und am besten so tun, als ob nichts passiert sei.

*Es soll die »Gruppe der 10 000« geben. Das sind die, die schon mal Sex an Bord hatten. Stimmt das?*
Willkommen im Club!

*Was würde passieren, wenn alle in der Maschine auf eine Seite gehen. Stürzt die Maschine dann nach links runter?*
Amerikaner oder Europäer? Bei Fracht haben wir oft asymmetrische Beladung bis zu 10 Tonnen – also 100 Amerikaner.

*Haben sie schon mal als Co-Pilot das Kommando übernommen?*
Zweimal. Kein Kommentar!

*Haben Sie einen Talisman?*
Nein. Aberglaube hilft nicht, wenn der Herr ruft!

*Was ist eigentlich in Ihrem Pilotenkoffer drin?*
Die Flug- und die Funklizenz, der Nachweis, dass man in den letzten 90 Tagen drei Landungen gemacht hat, eine kleine Kulturtasche (schließlich weiß man nie, ob es Dienstplanänderungen gibt), ein Laptop (u. a. für die Startberechnung), ein Fotoapparat, ein Fernglas, eine Sonnenbrille und ein Apfel.

*Ist Ihnen beim Fliegen schon mal schlecht geworden?*
Ja, ich hatte als Passagier zuviel getrunken.

*Noch ein besonderes Erlebnis, das Sie loswerden möchten?*
Steht plötzlich ein kleines Mädchen im Cockpit. Der Kapitän dreht sich um, streckt die Hand aus und sagt »hallo!« Als sich der Co-Pilot umdreht und auch »hallo« sagen will, meint die Kleine: »Du schaust nach vorne – Du fliegst!«

## *Dr. Peter Zudeick*
## Der Würgeengel

Ich hab' diese Sache mit der Flugangst nie verstanden. »Die wollen sich wichtig machen«, hab' ich immer gedacht, »diese Leute, die sich wechselweise in Sitze und Mitreisende krallen, die brauchen Aufmerksamkeit, weil sie sonst niemand beachtet.« Tja, und dann fiel mir dieses Buch in die Hand: »Angst vorm Fliegen« von Erica Jong. Weltbestseller. Aber da geht's gar nicht wirklich ums Fliegen. Die Protagonistin Isadora hat zwar Flugangst, aber das ist eine Metapher für freien Geschlechtsverkehr. Es geht um »Spontanficks«, wie die Autorin sich auszudrücken beliebt, wobei ich den Originalausdruck »zipless fuck« viel schöner finde. Und Isadoras »Traumnummer« findet in einem Zugabteil statt.

Als dann diese Geschichten über sexuelle Umtriebe in 10 000 Metern Höhe aufkamen, dieser moderne Mythos vom rituellen Rumvögeln auf Transatlantikflügen – vorzüglich mit Stewardessen auf Toiletten –, da habe ich mich an Frau Jong erinnert und bin auf der Suche nach diesem Spontanerlebnis ganz spontan mehrmals von Frankfurt am Main nach New York gegurkt. Einmal sogar nach Miami, weil das noch länger dauert. Immer mit PanAm, denn da sollten die affenschärfsten Stewardessen rumturnen. Hatte mir damals ein Pilot erzählt.

Natürlich geht das schrecklich ins Geld. Und so habe ich diese Art von Sinnsuche schließlich aufgegeben. Mein letzter Versuch allerdings wäre beinahe ein Erfolg geworden: Abflug Frankfurt. Wie üblich passierte nichts, ich rechnete auch nicht mehr damit. Mitten in der Nacht – alles dunkel, alles schlief – schob sich plötzlich von rechts eine Hand unter meine Decke. Langsam, aber kräftig drückend tastete sie sich über meinen Bauch, ein Stück die linke Brust hoch, den Oberarm streifend, bis an meinen Hals und krallte sich daran fest. Na, also! Die Dame vibrierte angenehm. Jetzt schob sie ihr rechtes Knie über meinen rechten in Richtung linken Oberschenkel und rutschte auf diese Weise halb auf meinen Schoß. »Jetzt«, dachte ich, »jetzt geht die Post ab!«

Allein: Nichts ging ab. Ich war festgekeilt, konnte mich nicht rühren, die Dame weder an- noch abtasten. Sie war ein Würgeengel, der seine Krallen so tief in meinen Hals geschlagen hatte, dass ich fürchten musste, zerfetzt zu werden, wenn ich mich nur rührte. Irgendwann muss ich in einer Art Duldungsstarre eingeschlafen sein. Als ich aufwachte, landeten wir gerade. Mein »zipless fuck« war zurück auf ihren Platz gerutscht, ihr Krampf hatte sich gelöst. Sie war Stewardess und litt unter schrecklicher Flugangst.

## Flug mit dem »Wetter-Mann«

*Jörg Kachelmann und ich trafen uns zufällig am Hamburger Flughafen und wollten beide nach Köln. Ich hatte ihm mal erzählt, dass ich unter Flugangst leide, so dass er netterweise seine Sitzplatzreservierung zu meinen Gunsten änderte. Irgendwie ein beruhigendes Gefühl, dachte ich, wenn jemand in der Maschine sitzt, den du kennst, und dann auch noch neben dir.*

*Schon im Warteraum lenkte mich Jörg mit netten, humorigen Geschichten ab. Doch als wir vor einer – aus meiner Sicht winzigen – Maschine standen, einer Focker, wurde meine Angst schlimmer. Ich bin noch nie mit einer so kleinen Maschine geflogen. Und diese hier war so klein, dass ich sogar mein Handgepäck abgeben musste. Die Flugzeuge, die ich bis dato kannte, hatten mindestens mehr als 30 Sitze. Jörg gab mir also Anweisung, mein Handgepäck auf den vor der Maschine stehenden Gepäckwagen zu legen. Na toll, dachte ich und sagte ihm, dass sich in diesem winzigen kleinen Köfferchen mein ganzes Leben befinde: mein Telefonbuch, einfach alles, was man so braucht, um überleben zu können – falls die Maschine abstürzt. Sagte dieser Wetterfrosch doch allen Ernstes zu mir: »Das brauchst Du sowieso nicht mehr, wenn die Maschine abstürzt.« Soviel zum Thema: ein beruhigendes Gefühl ...!*

*Dann stellte ich fest, dass dieser hochaufgeschossene Mann wirklich verdammt wenig Raum zur Verfügung hatte. Genau 30 Zentimeter zwischen der Lehne des Vordersitzes und seinem eigenen Platz. Das ist so gut wie nichts für derart lange Beine, die ihm denn auch fast bis ans Kinn geknickt wurden. Doch Kachelmann kümmerte sich nicht weiter um seine Zwangslage, sondern ließ es zu, dass ich bibbernd seine Hand ergriff. (Das habe ich mich nur getraut, weil ich ihn kannte. Ansonsten versinke ich einsam in meiner Angst.)*

*Als wir in Köln ankamen, sagte er zu mir: »Da ich ja weiß, wie das Wetter wird, kann ich beruhigt fliegen. Wäre abzusehen, dass wir schlechtes Wetter bekommen, würde ich natürlich auf die Bahn umsteigen!« Was kann einem Flugangsthasen Schöneres passieren?*

## Pillow-Talks

*Sie wollen nette Leute kennen lernen? Ich hätte da eine Idee: Machen Sie es wie ich auf meinem letzten Flug von Berlin nach Mallorca. Ich habe in meinem Handgepäck neuerdings eine Überraschung für andere Fluggäste dabei: ein Fußkissen. Als ich hörte, dass es besser für die Durchblutung sei, Beine oder Füsse in Bewegung zu halten, habe ich mir dieses ultimative Gerät angeschafft. Ich hätte nie gedacht, dass so ein Kissen zum Kommunikationsinstrument erster Güte werden könnte.*

*Ich sitze in der vierten Reihe – schon mal nicht schlecht für den Anfang. Neben mir mein Mann, der – wie immer nach dem Start – die übliche »Schlafhaltung« einnimmt, die mich jedesmal zum Wahnsinn treibt. Ich packe mein Kissen aus und lese die Anleitung. Aha, es handelt sich um einen »Beinentspanner«, der ein »Zwillingskammerdesign« hat und aufgeblasen werden muss. Seine Größe ent-*

*spricht in etwa der eines Couch-Kissens. Als ich anfange, das Ding aufzublasen, schaut mich mein Sitznachbar an, als hätte ich nicht mehr alle Tassen im Schrank und wolle jetzt schon meine Luftmatratze schwimmbereit machen. Ich unterbreche – etwas widerwillig – meine Aktion und sage: »Fußkissen ... gegen Thrombosegefahr«. Er macht den Mund wieder zu, und ich blase weiter. Das Kissen hat nun zwei gefüllte Luftkammern, in der Mitte ist es flach. Laut Bedienungsanleitung habe ich die Wahl, es flach vor mich hinzulegen, die Füße draufzustellen und zu bewegen oder das Kissen zu falten und dann die Füße darauf zu stellen. Ich falte es, lege es vor mich hin, ziehe natürlich meine Schuhe aus und stelle die Füße auf das Kissen. Mit pedalartigen Bewegungen hebe und senke ich meine Füße. Durch dieses Treten wird Luft in den Kammern hin- und hergeschoben. Dadurch wird die Durchblutung verbessert. ... Ich bin begeistert.*

*Mein Sitznachbar fragt nach, ob's denn helfe. Ich bejahe und biete ihm eine Probe an. Er zieht die Schuhe aus und beginnt mit dem Training. Auf dem gegenüber liegenden Gangplatz sitzt eine Dame, die uns offenbar die ganze Zeit beobachtet hat. Nach einer Weile fragt sie mich, ob ich Probleme mit den Venen hätte. Ich erläutere ihr den Sinn meines Kissens. Eine Stewardess kommt vorbei und sagt, dass sie das sehr gut finde. Für Langstrecken sei so etwas prima geeignet. »Ich trage auch Thrombosestrümpfe auf Langstreckenflügen.«*

*In der Reihe vor der Dame am Gang mischt sich jetzt ein etwa fünfzigjähriger Herr ein: »Ich bin Arzt. Das habe ich ja noch nie gesehen, was Sie da haben. Darf ich mal schauen?« Mein Sitznachbar reicht ihm das Fußkissen. Mein Kissen wechselt von der vierten Reihe in die dritte. Dann von der dritten zur Dame am Gang in der vierten, danach in die sechste Reihe zu einer jüngeren Frau, die ein Kleinkind neben sich hat. Sie gibt das Kissen »mal eben kurz« ihrer Mutter in der – ich glaube, es war die zehnte oder elfte Reihe. Jedenfalls verliere ich es aus den Augen. Irgendwann, kurz vor der Landung, bekomme ich es wieder. Zu spät für weitere Übungen meinerseits. Ich lasse die Luft aus den Kammern und packe es in seine Hülle.*

*Nachdem wir ausgestiegen sind und auf unser Gepäck warten, bildet sich eine kleine Gruppe um mich und meinen Mann. Wir reden über das Kissen. Mein Mann schüttelt den Kopf und sagt: »Schatz, ich bin froh, dass Du keine Friseuse bist …«*

**Guido Kretschmer, Corporate-Fashion Designer, im Gespräch**

*Wie nennen Sie sich korrekt? Flugzeugbesatzungsbekleidungsentwerfer?*
Eine wunderbare Wortkreation, die meine Aufgabenstellung in ihrer Komplexität perfekt umschreibt. Einfacher und exakter jedoch ist die Bezeichnung Modedesigner mit dem Spezialgebiet Corporate Fashion.

*Nach welchen Kriterien werden die Stoffe und die Farben für die Kleidung des Flugpersonals ausgesucht?*
Uniformen sollten vor allem Kompetenz und Sicherheit ausstrahlen. Dunkle Farben, insbesondere Marine-Töne, wirken formell und zeigen den Fluggästen, dass sie ihrem Piloten vertrauen können. Ein Pilot in einem Pink-Sakko würde wohl kaum den Eindruck erwecken, sie sicher an ihr Reiseziel bringen zu können. Zudem wissen wir aus Umfragen von Mitarbeitern und Fluggästen, dass dunklere Töne eine große Akzeptanz finden. Auch aus Pflegegründen machen dunkle Töne Sinn. Sie verschmutzen nicht so schnell. Als Nebeneffekt kaschieren sie Figurprobleme.

*Wäre es nicht sinnvoll, alle in Weiß – der Farbe der Unschuld – einzukleiden?*
Farben transportieren Kompetenz. Ein Arzt setzt durch die Farbe Weiß ein Zeichen für Reinheit. Er schafft Vertrauen, indem er demonstriert, in antibakteriellen Räumen professionell zu handeln. Flugbegleiter in weißen Uniformen sähen schon nach zwei Stunden so unansehnlich aus, dass sie kaum einen guten Eindruck hinterlassen würden.

*Warum tragen eigentlich alle Stewardessen Halstücher?*
Die Tücher gehören zur Stewardess wie die Mandeln zum Hals. Ursprünglich sollten sie selbigen schützen, weil viele Flugbegleiterinnen unter Atemwegsinfektionen leiden.

*Sind Sie auch für die Gestaltung der Maschine zuständig?*
Im optimalen Fall designen mein Team und ich auch die Kabine – Polster, Bodenbeläge, Kissen, Decken usw. Meistens stellen die Flugzeugbauer aus Kostengründen Standard-Designs zur Verfügung. Dennoch werden immer mehr Maschinen im positiven Sinne nachgerüstet. Auch auf diesem Gebiet sind Strapazierfähigkeit und Funktionalität unerlässlich. Die Differenzierung nach verschiedenen Klassen in Charter- und Linienmaschinen erfordert individuelle Lösungen. Die Polsterung muss pflegeleicht sein, denn nicht jeder Gast kann bei Turbulenzen seinen Tomatensaft aufrecht halten. Leicht zu pflegende Bezugsstoffe sind hier die einzig richtige Wahl. Zudem sollten meiner Meinung nach die Muster sehr dezent sein. Was die Sinne schwirren lässt, erhöht nicht unbedingt das Gefühl von Flugsicherheit. Ruhe im Design sollte die Maxime sein.

*Haben Sie sich schon Anregungen von Passagieren geholt?*
Natürlich! Fluggäste sind wichtige Entscheidungsträger. Leider haben einige Unternehmen noch immer nicht verstanden, dass an jeder Bordkarte ein Gast hängt.

*Was ist die neueste Änderung an Ihren Uniformen?*
Wir stellen jetzt Krawatten mit Klettverschluss her. Mit denen kann man niemanden strangulieren.

*Leiden Sie unter Flugangst?*
Meine eigene Flugangst lässt sich wunderbar mit einer Äußerung meiner lieben Freundin Christine Kaufmann kennzeichnen, die ihrer Produktionsfirma anlässlich einer bevorstehenden Buchung mitgeteilt hatte, sie leide unter schrecklicher Flugangst und könne daher nur erster Klasse fliegen. Ihr Hinweis wurde mit der bissigen Bemer-

kung kommentiert: »Ach, Sie glauben wohl, in der 1. Klasse stürzt man nicht ab?« Ihre Antwort: »Doch, aber ich habe mehr Platz zum Sterben!«

### *Ulla van Eekeren, Unternehmerin, Stewardess 1956*
### Ein reines Vergnügen

Vor 45 Jahren war Fliegen ein Abenteuer – ein Erlebnis, das für viele Menschen etwas ganz Besonderes bedeutete. Ich habe zu meiner Zeit als Stewardess so gut wie nie festgestellt, dass Leute Flugangst hatten. Sie kamen mit einem Lächeln, sie genossen es, hoch über den Wolken zu sein, und sie gingen mit einem Lächeln. Man kann sagen, dass es für uns alle, Personal wie Passagiere, das reine Vergnügen war. Wenn man bedenkt, wie sich die Technik von 1956 bis zu Beginn des 21. Jahrhunderts weiterentwickelt hat, wie sicher das Fliegen inzwischen ist, hätten wir damals sicher mehr Angst haben müssen als heutzutage.

Die jungen Stewardessen bekommen heute während ihrer Ausbildung auch eine Einweisung in Psychologie. Das gab es zu unserer Zeit nicht. Ich bin auch nie mit solchen Problemfällen konfrontiert worden. Um ehrlich zu sein, möchte ich sehr bezweifeln, dass eine Stewardess jemanden beruhigen kann, der unter starker Flugangst leidet. Wer selber diese Ängste nicht hat, kann schlecht helfen. Er wird es nicht verstehen.

### *Astrid Hendriks, Stewardess heute, im Gespräch*

*Wie sind Sie auf die Idee gekommen, Stewardess zu werden?*
Ich habe zuerst sechs Jahre im Touristengeschäft gearbeitet. Dann bin ich Stewardess geworden. Mich hat die unregelmäßige Arbeitszeit und die Freizeit gelockt. Eigentlich wollte ich die Fliegerei nur zwei, drei Jahre machen, aber jetzt bin ich schon elf Jahre dabei.

*Haben Sie Angst vorm Fliegen?*
Nein. Und um es gleich vorweg zu nehmen: Ich habe auch keine Angst vor einer Entführung.

*Sind Sie schon mal Passagieren mit Flugangst begegnet?*
Ja, öfter mal. Aber man erkennt sie nicht automatisch. Es sind einige darunter, die nicht zeigen, dass sie unter Flugangst leiden.

*Können Sie ein paar erkennbare Symptome nennen?*
Viele Flugängstliche sind aggressiv, manche schwitzen stark, einige sind sehr aufmerksam und stellen viele Fragen.

*Was haben Sie gemacht, wenn Sie mit solchen Passagieren zu tun hatten?*
Ich habe mit ihnen gesprochen und versucht, sie zu beruhigen. Ich sage den Leuten, dass sie jederzeit klingeln können und ich dann sofort zu ihnen komme. Das kann schon mal dazu führen, dass ich häufig hin und her laufen muss, aber das gehört zu meinem Job.

*Wurden Sie für den Fall, dass Sie Angst-Passagiere an Bord haben, ausgebildet?*
Nicht richtig. Man bekommt nur einige Tipps. Dass man mit den Leuten reden und beruhigend auf sie einwirken soll.

*Was ist das am häufigsten verwendete Wort an Bord eines Flugzeugs?*
»Oh, Shit!« und »Thank you«.

*Tragen Sie Thrombosestrümpfe?*
Ja.

*Gibt es besondere oder auch witzige Erlebnisse, die sie uns erzählen können?*
Viele. Weniger lustig war ein Flug von Manila via B'kok nach Amsterdam. Einer der Paxe hatte keine guten Geschäfte gemacht und ist schon total gestresst eingestiegen. Während des Fluges ist er dann

völlig durchgedreht – ein echter Psychopath. Schon der Blick in seinen Augen war erschreckend. Er wollte unbedingt ins Cockpit. Glücklicherweise gab es einen Arzt an Bord, der den Mann etwas beruhigen konnte. Bei einem anderen Passagier wussten wir es schon im voraus. Sie hatte zwei Nächte nicht geschlafen, Paracetamol geschluckt und heftige Kopfschmerzen. Beim Start hat sie richtig gezittert und geschwitzt. Vor und während des Fluges habe ich viel mit ihr gesprochen. Dabei ist sie immer ruhiger geworden und hat später gesagt, dass es gar nicht so schlimm gewesen sei. Super – oder?

*Walter Junger, Hotel-Manager*

**Shanghai surreal**

Am 15. Dezember 1990 war ich mit einer asiatischen Airline auf dem Weg von Hongkong nach Shanghai. Ich weiß das Datum deshalb noch so genau, weil einen Tag später mein erster Arbeitstag für ein neues Unternehmen beginnen sollte. Ich war der einzige Nicht-Asiate an Bord. Um mich herum nur Geschrei und pausenloses Geplapper. Auch die Durchsagen erfolgten auf chinesisch. Ich verstand kein Wort und niemand verstand mich.

Als wir mit dem Landeanflug begannen, wurde plötzlich die Cockpit-Tür aufgerissen, der Pilot stürzte heraus, rannte den Gang hinunter, blieb vor mir stehen, riss mich aus meinem Sitz und warf sich über die anderen beiden Passagiere, die Mitte und Fenster saßen. Er hatte eine riesengroße Taschenlampe in der Hand, mit der er wie wild nach draußen leuchtete. Dann quälte er sich zurück zum Gang, stieß mich in meinen Sitz, riss den Herrn neben mir aus seinem Gangplatz, hechtete erneut über Mittel- und Fensterplätze und leuchtete auch hier wie wild nach draußen. Als er endlich wieder stand, stieß der Rüpel den Herrn auf seinen Platz zurück, um dann wie von der Tarantel gestochen zurück ins Cockpit zu sprinten.

Selbst ich als Vielflieger hatte ein mulmiges Gefühl. Es blieb aber keine Zeit, weiter über den Vorfall nachzudenken. Denn plötzlich knallte es – und wir waren unten. Der Pilot schien zunächst gar nicht bremsen zu wollen. Doch dann muss er es selbst bemerkt haben und ging wie verrückt in die Eisen. Alles taumelte durch's Flugzeug, die Maschine fing an zu schlingern, Leute schrieen – ein unglaubliches Chaos. Das war der Moment, in dem ich zum ersten Mal in meinem Leben Angst hatte. Als ich ausstieg und nichts passiert war, wurde mir bewusst, wie viel Glück ich gehabt habe.

Nach diesem Erlebnis kam mir auch die Fahrt vom Flughafen nach Shanghai-City ziemlich unrealistisch vor. Ich erlebte alles wie im Traum: Am Flughafen liefen tausende von Menschen umher, alle in grauen Mao-Anzügen. Auf dem gesamten Gelände befand sich offenbar keine einzige Straßenlampe. Und als ich schließlich in einem komplett verrosteten japanischen Auto mit Schaffell-Sitzen das Areal verlassen hatte, kam mein Wagen an einer großen Kreuzung zum Stillstand. Tausend Fahrradfahrer und mehr schossen an mir vorbei, und alle hatten Schweinehälften vorne über dem Lenker und je eine Schweinehälfte auf der Schulter liegen. Ich schien auf einem anderen Planeten gelandet zu sein.

Tatsache ist, dass der Flughafen Shanghai 1990 völlig veraltet war. Bereits ein Jahr später wurde das neue Areal eröffnet, das heute zu den modernsten Flughäfen der Welt zählt. Die Schweinehälften-Radler gehörten zur damaligen Zeit zum normalen Transportwesen der Fleischindustrie. Die Fabriken lagen außerhalb der Stadt, und dies war der übliche Lieferweg. Und was den verrückten Piloten betrifft: Der machte, wie ich später erfuhr, die Taschenlampen-Nummer bei jedem Flug – um persönlich nachzusehen, ob die Landeklappen auch tatsächlich ausgefahren waren. Das ist kein Witz, es ist die volle Wahrheit!

P. S.: Ich habe meine damaligen Erlebnisse gut verarbeitet und bin nach wie vor angstfrei. Was mich beim Fliegen wirklich stört, sind übergewichtige Menschen in meiner unmittelbaren Umgebung. Einmal saß der ›gewichtige‹ Security-Director von Jon Bon Jovi neben mir, ein Alt-Rocker, der sich erstmal die Schuhe auszog, um sodann Unmengen von Alkohol in sich hineinzuschütten, bis er schnarchend neben mir schlief. In solchen Situationen ist Fliegen schrecklich!

## Schocktherapie

*Eines Tages saß ich während eines Fluges neben einem Mann, der mich so geschockt hat, dass ich meine Flugangst für eine Weile vergessen habe. Als es bei mir losging, sagte ich zu ihm: »Bitte, könnten sie zwei Minuten mit mir sprechen? Ich hab' solche Flugangst!« Seine Antwort war ebenso unwirsch wie eindeutig: »Das interessiert mich nicht – sie können mich am Arsch lecken!«*

*Darauf war ich erstmal mundtot. Doch dann stieg eine solche Wut in mir auf, dass ich keinerlei Angst mehr verspürte. Ich habe mir ausgemalt, was ich diesem Flegel verbal um die Ohren hauen würde, sobald wir wieder unten wären …*

*Als es an den Landeanflug ging, war ich dann aber doch wieder etwas verzagt. Ich schaute mit sorgenvollem Blick in der Kabine herum, bis ein Mann schräg hinter mir, der offenbar erkannte, was los war, sagte, ich möge mich doch an meinen Nachbarn wenden.*

*Ich, mit weinerlicher Stimme: »Der hat gesagt …!« Darauf der Mann, schon halb von seinem Sitz aufgesprungen: »Was hat der gesagt?!« Und dann weiter, an die anderen Mitreisenden gewandt: »Können sie sich sowas vorstellen? Die Frau hat Flugangst und dieser Lümmel …!«*

*Der Mann war vollkommen außer sich. Mein Nachbar dagegen wurde blutrot und verkrümelte sich während der Beschimpfung immer tiefer im hintersten Winkel seines Sitzes.*

*Damit war natürlich auch meine geplante Abrechnung nach der Landung hinfällig geworden. Die Jungs haben die Sache prima für mich geregelt. Und noch etwas: Wut ist ein hervorragendes Mittel gegen die Flugangst!*

## NUN HALTEN SIE MAL DIE LUFT AN!

Angst und Stress liegen dicht beieinander. Und die Übergänge sind oft fließend. Manchmal reicht ein erhöhtes Erregungsniveau bereits aus, um das Auftreten von Panikattacken vor und vor allem während eines Fluges zu begünstigen. Es bedarf dann bloß noch des berühmten letzten Tropfens, um ein bereits ziemlich volles Fass zum Überlaufen zu bringen. Ist die Anspannung im Körper hoch, ist auch die Angstschwelle rasch überschritten – zumal dann, wenn die betroffene Person über keine ausreichenden Bewältigungsmöglichkeiten verfügt. Die folgenden Beispiele zeigen, wie hoch der Druck sein kann, unter dem notorische Flugangsthasen stehen, und welch geringer Anlässe es mitunter bedarf, um eine allgemeine, aus medizinischer Sicht ja durchaus leistungsfördernde Angespanntheit in blankes Entsetzen umschlagen zu lassen.

### Nach dem Flug ist vor dem Flug …

*Ich will nicht wirklich nach Mallorca fliegen, aber was soll ich machen? Es geht um einen Großauftrag, da kann man doch nicht nein sagen. Ob das Wetter auf den Balearen auch O. K. ist? Natürlich wird es im August nicht regnen, aber vielleicht ist Wind angesagt. Besser, ich rufe meine Freunde an, die dort leben. Ich bin sicher, sie schauen die spanische Wettervorhersage und wissen genau Bescheid. – Was ist aber, wenn sie nicht ehrlich sind? Vielleicht stürmt es sogar, und sie sagen mir nichts. Am besten, ich schaue zuerst mal in den Teletext, dann weiß ich auch, wie sich morgen das deutsche Wetter präsentiert. Schließlich sollte man wissen, ob beim Start »auslaufende Orkane« zu erwarten sind, denn Take Off und Landung sind bekanntermaßen die gefährlichsten Phasen beim Fliegen.*

*Während ich noch darüber nachdenke, wie ich an die besten Wetter-Informationen herankomme, sehe ich, dass die Baumkrone unseres Kastanienbaums bedenklich nach rechts und links ausschlägt. Es sind zur Zeit 27 Grad Celsius, strahlend blauer Himmel – da sieht man mal, wie man sich täuschen kann. Sicher sind das die ersten Anzeichen für aufkommenden Sturm, und morgen zieht er dann über Deutschland …*

*Ich zappe mit der Fernbedienung von allen öffentlich-rechtlichen TV-Sendern zu sämtlichen privaten und erhalte überall die gleichen Informationen: Ein Hoch über Deutschland, den Balearen und Kanaren. Temperaturen um 30 Grad, windstill. – Wer's glaubt wird selig! Die sagen doch nie die Wahrheit. Am besten ich rufe mal eine 0180-Wetternummer an. »… Geben sie den Ort ihrer Wahl an«, flüstert mir eine Stimme ins Ohr. »Palma de Mallorca«, antworte ich ruhig. »Wir konnten den Ort nicht identifizieren«, flüstert die Stimme erneut. »Palma de Mallorca« schreie ich ungehalten in den Hörer. »Palma de Mallorca« flüstert die Stimme zurück, »wenn das richtig ist, antworten sie mit Ja«. »JAAA!!!«, brülle ich zurück und bemerke, wie ein kurzes Zucken meine Oberlippe durchfährt. »Palma de Mallorca, 31 Grad, 3 Bofor« What for? Ich verstehe das nicht. Ist ja auch egal, so komme ich eh' nicht weiter.*

*Nach zahlreichen vergeblichen Versuchen erreiche ich endlich meine Freundin auf Mallorca. Sie bestätigt mir, dass die Insel ein »Traumwetter« erlebt, das noch zwei Wochen anhalten soll. Was für ein Quatsch! Niemand kann Wetter vorhersagen. Am besten, ich rechne mit dem Schlimmsten.*

*In meinem Bauch tobt allmählich eine Armee von Hornissen. Ich fühle mich richtig schlecht. Das Oberlippenzucken hat zugenommen, und allmählich fange ich an zu schwitzen. Der Gedanke daran, dass ich über die Alpen fliegen muss, macht mich verrückt. Wenn irgendetwas mit dem Flugzeug nicht in Ordnung sein sollte, können wir dort nicht zwischenlanden. Eine schreckliche Vorstellung. Ich hätte überleben können, wären wir eine andere Route geflogen.*

*Dasselbe mit Wasser: Ich habe einen berühmten Hollywood-*

*Katastrophenfilm gesehen, da wurde sehr deutlich gezeigt, dass eine große Maschine überhaupt nicht langsam auf dem Wasser aufsetzen kann und die Passagiere nur über Rutschen aus dem Flieger rauskommen. Wenn wir beispielsweise einen Triebwerksschaden bekämen, würde das bedeuten, dass wir kopfüber in die Fluten stürzen und Hunderte von Metern in die Tiefe sinken. Und wer sollte uns da je wieder rausholen …? Ich weiß, dass die Marine solche Katastropheneinsätze organisieren könnte, aber bis man das Flugzeug – und speziell mich – geortet hätte, wäre mir längst die Lunge geplatzt oder ich wäre ertrunken. Auf die Stewardessen sollte man sich in so einem Fall auch nicht verlassen. Bestimmt können die wenigsten schwimmen, und dass eine Rettungsschwimmerin an Bord ist, möchte ich mal bezweifeln.*

*Ich bin doch noch gar nicht so alt und habe noch so viele Pläne in meinem Leben! Soll morgen wirklich der letzte Tag meines Lebens sein? Während mich diese und andere Gedanken quälen, steige ich in mein Auto und fahre einkaufen. Heute Abend koche ich nochmal mein Lieblingsgericht, denn es wird das Letzte sein, was ich esse. Lotto brauche ich nicht mehr zu spielen, denn die richtigen Zahlen werde ich eh' nicht mehr erfahren.*

*Nach dem Essen rufe ich meine besten fünf Freunde und 20 besten Bekannten an. Ich teile ihnen kurz mit, dass ich morgen nach Mallorca fliege und monologisiere darüber, wie schrecklich lieb ich sie habe und wie viel mir die Freundschaft bedeutet. Meinen Freunden Angelika und Heinz, meiner Tante Gisela und meinen Patenkindern Laura und Simon schreibe ich noch schnell einen Brief. Ich finde, sie sollen für später immer etwas Persönliches von mir haben.*

*Aus meiner abendlichen Beauty-Hour werden drei Stunden im Bad. Ob Augenbrauen zupfen oder die lästigen Beinhaare entfernen – ich muss morgen wie aus dem Ei gepellt in die Maschine steigen. Man muss sich nur mal vorstellen, wie schrecklich es für die Helfer sein muss, mich bei einem Absturz mit ungewaschenen Haaren zu bergen. Wichtig ist auch, dass alle Schubladen im Haus aufgeräumt sind. Meine Mama hat immer gesagt: »Kind, rechne damit, wenn du aus dem Haus bist und Deine Schwiegermutter kommt und zieht eine Schublade auf und die ist unaufgeräumt – dann hast du schlechte Karten!«*

*Was aber das Entscheidende ist: Ohne rot lackierte Fingernägel fliege ich nicht! Das Problem ist nur: Ich kann nicht lackieren! Dementsprechend grausam sehen meine Hände auf Flügen immer aus. Und wenn mein Sitznachbar komisch guckt, sage ich: »Na ja, das mit dem Henna ist wohl daneben gegangen.« Meistens registriere ich ein verständnisvolles Nicken.*

*Endlich liege ich im Bett und versuche einzuschlafen. Bei diesem Versuch bleibt es. Während mein Mann in tiefen Träumen liegt, mache ich das Licht und den Fernseher wieder an. Ein öffentlich-rechtlicher Sender zeigt einen Bericht über die Zubereitung von Schalentieren an Knoblauchpasta, ein Privatsender ergeht sich in einer Dokumentation über Frühchen. Weder das eine noch das andere interessiert mich. Also stehe ich auf und hole das Buch »Der Hausdoktor«.*

*»Hyperventilieren« – mein Stichwort! »So u. a. Angstzustände stetig wachsen, ringt der Patient immer schneller nach Luft – er beginnt zu hyperventilieren.« Das kenne ich. Ist mir auf einem Flug von Griechenland nach Deutschland passiert. Als ich dachte, ich bekäme keine Luft mehr, hat mir die Stewardess eine Billigmarkt-Plastiktüte über den Kopf gezogen, und plötzlich konnte ich wieder störungsfrei atmen. Seitdem packe ich immer zwei Plastiktüten in mein Handgepäck, aber solche, mit denen man sich sehen lassen kann. Wenn schon schlecht atmen, dann mit Stil! Ich lese dann noch das Kapitel »Durchblutungsstörungen«. Das ist wichtig für mich, denn einen Abend vor dem Flug schwillt meine linke Wade an, ich habe das Gefühl, sie explodiert. Also wieder raus aus dem Bett. Ich hole ein Zentimetermaß. Nicht zu fassen: Beide Waden sind gleich dünn. Aber das Gefühl bleibt.*

*Als der Morgen graut, schlafe ich kurz ein. Das unerbittliche Klingeln des Weckers lässt mich hochschrecken. Und nun fängt der Amok erst richtig an: Nach draußen schauen und die Bäume beobachten, noch mal schnell den Wetterdienst anrufen, zwei hintereinander rauchen und drei Becher Kaffee runterstützen.*

*Mein Mann, der gar keine Flugangst hat, fährt mich zum Flughafen. Ich frage ihn, ob er sicher ist, dass wirklich nichts passieren kann. Und dann sage ich ihm immer und immer wieder, wie sehr ich ihn liebe und dass er das unbedingt wissen muss und dass ich froh bin, dass er mir den Heiratsantrag gemacht hat und dass ich mit ihm alt werden möchte und dass ich keine Sekunde unseres gemeinsamen Lebens missen möchte und dass ich mich für die schönen Jahre bedanke und ob er ganz sicher ist, dass auf dem Flug wirklich nichts passieren kann und ob die eine dunkle Wolke da oben am Himmel vielleicht doch ein Vorbote schlechten Wetters ist und ob er mir sagen kann, ob das Flugzeug genau da hineinstartet …*

*Wir sind am Flughafen. Etwas komisch finde ich schon, dass er auf der Autofahrt kein Wort gesagt hat. Also bitte ich ihn, mir noch etwas mitzuteilen, was mir ewig in Erinnerung bleiben wird. »Ich liebe Dich«, sagt mein Mann, »und jetzt keine Fisimatenten. Flieg endlich ab!« Und schon ist er verschwunden.*

*An dieser Stelle kann ich wohl mit Fug und Recht behaupten, dass Männer und Frauen einfach nicht zusammen passen! Er versteht mich nicht, er nimmt mich nicht ernst. Eine Unverschämtheit ist das! Was habe ich denn gemacht? Man darf doch wohl noch mal kurz eine Frage stellen!*

*Eincheckschalter Palma de Mallorca. Ich stelle mich in die Reihe und halte Ausschau nach Kindern. Die sind wichtig, denn sie beruhigen mich ein wenig. Der liebe Gott lässt doch keine Maschine abstürzen, wenn Kinder an Bord sind. Die haben doch noch ihr ganzes Leben vor sich. Priester und Nonnen dagegen sind mir unheimlich. Vielleicht wollen die schneller in den Himmel, als mir lieb ist, und dann stehe ich plötzlich Hand in Hand mit ihnen vor diesem weißbärtigen Mann mit dem großen goldenen Schlüssel …*

*Ich sollte lieber noch schnell eine rauchen. Kaum glimmt der Stengel, quäkt eine korpulente Dame hinter mir: »Hier ist Rauchen verboten!« – und beißt dabei herzhaft in ein Brötchen. »Und für sie ist Essen verboten!«, versuche ich zu kontern. »Werden Sie nicht unverschämt«, raunzt mich ein älterer Touri an. »Wissen Sie was?«, sage ich sehr leise. »Sie können mich mal!« – Der Kerl ist mundtot, und ich stehe auch schon als nächste am Schalter. »Raucher, Gang,* letzte Reihe bitte«, sage ich höflich zur Stewardess, während ich mein Ticket hinlege. »Es ist ein Nichtraucherflug, Gangplätze sind keine mehr frei und ich habe nur noch einen Platz in Reihe 3.«

Das ist mein Todesurteil! Nicht rauchen ist nicht das größte Problem. Ich sitze aber immer Gang und immer ganz hinten. Die Gründe dafür sind logisch: a) komme ich bei einem Absturz schneller raus und b) befindet sich hinten der Flugschreiber. Bei fast allen Abstürzen weltweit wird der gefunden – und damit auch ich.

Wie ein begossener Pudel schleiche ich mich mit meinem Boarding-Ticket vom Schalter weg in Richtung Zeitungsstand und packe erstmal alles an Zeitschriften und Zeitungen ein, was ich tragen kann. Man muss ja auch an eine Entführung denken. Was soll ich denn bis zu unserer Rettung machen? Lesen vertreibt die Zeit, und man wird bestimmt nicht so schnell unruhig.

Langsam beginnt es in meinem Gesäß und in meinem linken Arm zu krabbeln. Das habe ich immer, bevor ich in ein Flugzeug einsteige – und zugegeben: es sieht bestimmt nicht ladylike aus, wenn ich mir permanent auf das Hinterteil meines Chanel-Kostümchens schlage. Aber was interessieren mich die anderen!

Trotzdem kann ich mich eines schlechten Gewissens nicht erwehren. Ich hätte dem älteren Mann beim Einchecken nicht so frech antworten dürfen. So aggressiv bin ich eigentlich nur vor Flügen. Wenn ich aber jetzt neben diesem Mann im Flieger sitze und es passiert etwas! Vielleicht wäre er der Einzige, der mir helfen könnte. Und genau das wird er nicht tun, weil ich ihn vorhin angepöbelt habe. Er wird mein Lebensretter sein. Ich muss mich bei ihm entschuldigen. Jetzt und sofort!

Der Security-Check verläuft problemlos. Ich gehe zur Bar und sehe ihn auch tatsächlich dort stehen – mit der Korpulenten. Scheiße, es scheint sich um ein Ehepaar zu handeln. Aber Not macht erfinderisch: Im Flight-Shop erstehe ich die teuerste und größte Pralinenschachtel. Außerdem eine Flasche Cognac. Artig baue ich mich dann vor den beiden auf, erkläre mich selber für geisteskrank, verwirrt, verstört, entschuldige mich für mein Benehmen und bringe das Thema auf Flugangst. Es klappt, sie sind entwaffnet. Entschuldigung angenommen, Pralinenschachtel aufgerissen. Und jetzt stopfen wir *uns zu dritt die Schnapspralines in den Hals. Der Touri gibt einen aus, und ich bestelle sofort zwei Bier, die ich auf ex runterschütte. Ein phantastisches Mittel gegen Flugangst! Man hat leicht einen hängen, bevor man in die Höllenmaschine einsteigt.*

*Dann ist es soweit: Es wird geboardet. Ich drücke der Stewardess mein Ticket in die Hand, und sie jagt es durch den Entwerter. »Wie ist das Flugwetter?«, frage ich sie. »Keine Ahnung«, antwortet die Dame, »wir gehören zum Bodenpersonal.«*

*Ich schleiche durch den dunklen Tunnel in Richtung Maschine, und mein Herz schlägt mir aus dem Hals. Die Bierchen zeigen noch keine Wirkung, ich hoffe, das wird sich bald ändern.*

*Und dann sehe ich ihn, The One and Only, den Vier-Streifen-Mann, den Kapitän, den Herrn über Leben und Tod. Den Mann, dem ich mein Leben anvertraue, der mich über Berge und Täler fliegen wird, über Meere und Wolkenformationen. Oh mein Gott, ist der jung!, schießt es mir durch den Kopf. Der hat bestimmt noch keine Erfahrung!*

*»Guten Tag«, sagt eine hübsche blonde Stewardess zu mir und hält etwas gespreizt ein Körbchen mit Bonbons in der Hand. »Kommen Sie gerade aus Mallorca, wie war das Wetter, hat es gerüttelt und geschüttelt, mussten sie den Service einstellen?«, frage ich sie. »Alles war ruhig auf dem Weg nach Berlin, vielleicht wird es Richtung Palma mal kurz wackeln, aber sie brauchen keine Angst zu haben«, meint die Dame. »Hab' ich aber!«, antworte ich. »Brauchen sie nicht, diese Flugzeuge halten jede Menge aus.« – Da haben wir's! »... halten jede Menge aus!« Sie weiß also genau, was passieren wird und will es mir nicht sagen. Wäre ich doch nur nicht eingestiegen! Es wird ein Höllentrip, das ist mir jetzt klar.*

*Hinter mir schieben und drängen bereits die anderen Passagiere. Ich halte mal wieder den Verkehr auf. »Wissen Sie, wie alt der Kapitän ist?«, frage ich. »Er hat jede Menge Erfahrung«, sagt die Bonbonière. »Glauben Sie mir, er will auch heil runter kommen!« Sie schiebt mich ein wenig weiter, doch ich bleibe unbeirrt stehen. »Wissen Sie jetzt, wie alt er ist oder nicht?«, frage ich nach. »Würden Sie jetzt bitte durchgehen, die anderen Passagiere möchten auch einsteigen«, antwortet sie leicht gereizt. Blöde Kuh! Mit der bin ich fertig. Die kriegt im Leben die Rutschen nicht raus, wenn wir notlanden müssen …*

*Reihe 3, da bin ich. Wow, was für ein Mann dort schon sitzt! Gut gekleidet und blendend aussehend. Wenn man glücklich verheiratet ist, muss man ja nicht automatisch blind und taub sein. »Ich habe Flugangst!«, sage ich meinem Nachbarn. »Und mein Psychologe hat mir geraten, das sofort zuzugeben, damit der Platznachbar weiß, warum ich wild um mich schlage, Berge von Zeitungen zerreiße, auf die Kaffeetasse schlage oder mich in seine Arme werfe. Sie können dann bestimmt besser damit umgehen.« Er schaut mich an, und ich bemerke kleine Schweißperlen auf seiner Stirn. »Das meinen sie jetzt aber nicht ernst, oder?«, sagt er und lacht dabei.*

*Die Motoren heulen auf, wir fahren langsam Richtung Startbahn. Ich kauere in meinem Sitz und fange an zu beten. Erst das »Vater Unser« dann das »Ave Maria«. Und dann verspreche ich dem lieben Gott ein paar Dinge: Wenn er mich diesen Flug überleben lässt, werde ich aufhören zu rauchen. Ich werde ab und zu für meine Mitarbeiter Kaffee kochen. Ich werde ab nächster Woche anfangen, regelmäßig Sport zu treiben. Und ich gehe auf Diät. Ich werde keine teuren Klamotten mehr kaufen, sondern nur noch im Ausverkauf …*

*Der Flieger nimmt Tempo auf. Ich ziehe meinen Gurt so fest an, dass mir fast die Luft wegbleibt. Es wird immer lauter und lauter, mein Herz klopft wie wild, ich habe Aquaplaning an den Händen, ziehe die Schuhe aus und bete, das Flugzeug möge reibungslos abheben. Mit einem Affentempo jagt die Maschine über die Piste … aber sie hebt nicht ab. Wir sind zu schwer beladen. Der Flieger hat nicht genug Schub, vielleicht sind die Triebwerke angerostet, und man hat das nicht gesehen. Gleich wird der Pilot in die Eisen steigen, ich werde nach vorne schnellen und dabei so unglücklich anstoßen, dass ich einen Schädelbasisbruch erleide.*

*Ich kneife meinem Nachbarn in den Arm und wimmere: »Tun sie doch was, reden sie verdammt noch mal sofort mit mir!« Das Flugzeug hebt ab, und mein Nachbar meint gelassen: »Na, wie habe ich das gemacht?« – So ein Blödmann, versucht witzig zu sein. Total daneben, so was!*

*Den Rest des Fluges verbringe ich mit dem Kopf unter meiner Plastiktüte, atme langsam und gleichmäßig und fange an, von den schönen Dingen des Lebens zu phantasieren: Sandstrand in der Karibik, ich im Liegestuhl, braungebrannt, ein Glas Champagner in der Hand … Aber da müsste man ja hin fliegen!*

### *Dr. Wladimir Klitschko, Profiboxer*
### Angst vor der Angst

Ich habe keine Flugangst, aber große Angst davor, Flugangst zu bekommen. Viele Leute haben mir erzählt, dass so etwas ganz plötzlich anfängt. Und da ich Vielflieger bin, würde ich zur Risikogruppe gehören. Ich hoffe nicht, dass es mich trifft, aber ich kann durchaus zugeben, dass ich Angst vor der Angst habe.

### Letzter Aufruf

*Kennen Sie das? Sie rasen zum Gate und hören eine Durchsage wie diese: »Letzter Aufruf, Frau Uhrig wird zum Gate 20 gebeten!« Na toll! Ich liebe solche Peinlichkeiten! Die könnten jetzt wirklich abheben: Alles ist gecheckt, jede Schraube sitzt, der Kapitän ist in Wartestellung. Nur ich fehle noch. Die Mitreisenden finden es ätzend, auf andere warten zu müssen. Weiß ich alles. Aber eigentlich will ich das Flugzeug ja gar nicht erreichen …*

*Es war nach einem Parteitag in Bonn. Ich hatte einen Urlaub in Nizza vor mir, zusammen mit meiner Freundin Karen. Wir sind auf den letzten Drücker losgerast, um vor dem Hotel, in dem der Parteitag stattfand, ein Taxi zu nehmen. Das hatten aber ungefähr 400 andere Leute auch vor. Da sah ich aus dem Augenwinkel den Regierenden Bürgermeister von Bremen stehen. Henning Scherf fragte sofort, wo wir denn hin wollten und ob er uns einen Lift geben könne. Ganz Gentleman, lud er unser Gepäck ins Auto und wies seinen Fah-*

*rer an, uns zum nächsten Taxistand zu chauffieren. Allerdings war weit und breit kein Taxi mehr zu finden. Also fuhren wir in Richtung Innenstadt, wo der Bürgermeister gar nicht hin wollte. Irgendwann sagte er dann zu seinem Fahrer: »Bringen Sie die Damen zum Flughafen, ich gehe den Rest zu meinem Büro zu Fuß.«*

*Eigentlich hatte ich gehofft, dass wir es nicht mehr rechtzeitig zum Flughafen schaffen würden. Ich hatte ohnehin schon vor lauter Aufregung meinen Mantel im Hotel vergessen. Meine Freundin hatte keine Ahnung, dass ich Flugangsthase bin und in diesem Moment den überaus großzügigen Henning Scherf verfluchte.*

*Schließlich kamen wir in buchstäblich letzter Sekunde am Check-in-Schalter an und erreichten unsere Maschine. In Frankfurt hatten wir etwas Zeit bis zum Weiterflug. Also habe ich mich auf die Suche nach einer Apotheke gemacht, weil ich Reise-Kaugummis brauchte – jedenfalls bildete ich es mir ein – und Süßstoff, weil es so etwas in Frankreich ja nicht gibt. Was lässt man sich nicht alles einfallen, um eine Maschine zu verpassen!*

*Meine Freundin, die noch immer keinen blassen Schimmer hatte, was sich hier eigentlich abspielte, lief immer brav hinter mir her. Bis jener Aufruf kam, der allen Betroffenen wie ein Schock durch die Glieder fährt und einen abrupten Adrenalinschub hervorruft. Jetzt wussten alle Bescheid: »Ach, das ist also die Zicke, die zu spät ist!« Wir hechelten schuldbewusst die Gänge entlang, kamen als Letzte ins Flugzeug und ernteten strafende Blicke. Zu allem Überfluss hatten wir auch noch tolle Plätze, die wir nicht mal bezahlt hatten. Denn diesen Flug, den ich nie erreichen wollte, hatte ich bei einer Tombola gewonnen.*

## *Wolfgang Kleff, Ex Fußball-Torwart*<br>Waschen ohne Wasser

Während ich zum Flughafen fahre, denke ich immer: »Wenn du nicht willst, kannst du jetzt umdrehen und wieder nach Hause fahren.« Aber je näher ich dem Flughafen komme, desto komischer wird mir. Richtig zum Tragen kommt meine Angst, sobald ich im Gebäude bin. Es regt mich jedes Mal auf, dass die Passagiere keine Fallschirme bekommen. Ich würde mich einfach sicherer fühlen. Ganz schlimm ist es, wenn angekündigt wird, dass die Maschine Verspätung hat. Das glaube ich grundsätzlich nicht. Das Ding ist bestimmt kaputt und muss noch repariert werden – nur keiner gibt es zu!

Sobald ich dann den Flieger sehe, in den ich einsteigen soll, geht mein Atem automatisch schneller, und mein Herz beginnt laut zu pochen. Grundsätzlich erkläre ich jeder Stewardess, dass mich das Cockpit sehr interessiere und ich mich freuen würde, während des Fluges mal reinschauen zu dürfen. Das ist natürlich nur Mache. Ich habe so grauenvolle Angst, dass ich immer hoffe, der Pilot kann mich beruhigen.

Ich sitze niemals hinten in der Maschine, denn da wackelt es viel stärker als vorne. Wenn ich dann endlich auf meinem Platz sitze, bräuchte man mir nur ein Stück Seife in die Hand zu geben – ich könnte mich ohne Wasser waschen, so sehr schwitze ich. Ich sitze nur Gang, versuche aber beim Landeanflug rauszuschauen, denn wenn ich die Erde wiedersehe, werde ich ruhiger. Da sehe ich wenigstens, wohin ich abstürze …

Fliegen ist mit Abstand der schlimmste Zustand in meinem Leben. Und während ich darüber nachdenke, wird mir schon wieder ganz anders. Grausam sind auch Wolkenbildungen am Himmel. Dann fängt das Ding meist an zu wackeln, und ich kralle mich an allem fest, was ich greifen kann. Ich atme und atme, immer schneller, bis zum Hyperventilieren. Ich denke jedes Mal: »Jetzt stirbst du, gleich ist es soweit!« Wenn ich dann auf dem Höhepunkt bin und es keine weitere Flugangst-Steigerung mehr gibt, muss ich aufstehen und sofort etwas tun. Andernfalls würde ich wohl wirklich umfallen, was gottlob aber noch nie passiert ist.

Was mich ebenfalls völlig aus der Bahn wirft, sind die Signale im Flugzeug. Ich meine damit das Klingeln nach der Stewardess oder wenn die Anschnallzeichen ertönen. Jedes Mal denke ich, »da ist etwas kaputt gegangen«. Wenn die Maschine wackelt, obwohl keine Wolke am Himmel zu sehen ist, weiß ich, dass mein letztes Stündlein geschlagen hat. Und diese Vorstellung ist mir so unheimlich, dass sich die Todesangst steigert und steigert …

Als ich noch bei Borussia Mönchengladbach spielte, wussten alle Bescheid, und jedes Mal haben sie mich gehänselt. Die Jungs saßen meist hinten zusammen im Flieger und spielten Karten. Ich blieb allein vorne – oder im Cockpit. Eines Tages saß ich mal wieder beim Kapitän. Er gab mir Kopfhörer, damit ich den Funkverkehr mithören konnte. Wir waren auf dem Weg von Gladbach nach Nürnberg. Plötzlich kam die Meldung »Militärmaschine auf Kollisionskurs«. Ich hatte das genau verstanden, doch der Pilot blieb völlig ruhig und drückte die Maschine kurzerhand nach unten. Alles war wieder O. K., ohne dass ich große Angst gehabt hätte. Als wir in Nürnberg gelandet waren und meine Kollegen ausstiegen, war die Hölle los. Alle waren schneeweiß, schlotterten vor Angst und beschimpften mich auf übelste Weise. Sie waren der festen Überzeugung, dass ich für kurze Zeit die Maschine geflogen hätte und wir deshalb zum Sturzflug übergegangen seien. Ich habe sie ein Weilchen in diesem Glauben gelassen und mich zum ersten und einzigen Mal über einen Flug gefreut.

Als Torhüter der Nationalmannschaft hatte ich die Angst relativ gut im Griff, denn mir war noch nie zu Ohren gekommen, dass ein komplettes Nationalteam abgestürzt wäre. Das hat mich irgendwie beruhigt. Überhaupt fing das alles erst an, seit ich Familie habe. Als Single war ich komplett flugangstfrei. Heute erfasst mich im Flugzeug jedes Mal eine großen Traurigkeit, denn ich gehe ja sehr ernsthaft davon aus, dass ich abstürzen werde. Deshalb möchte ich auch nicht, dass meine Familie mit mir fliegt. Sie sollen leben. Natürlich lassen sich getrennte Flüge nicht immer einrichten, aber wenn ich mit dabei bin, ist es für alle eine Tortur.

Ich habe alles Mögliche unternommen, um meine Flugangst in den Griff zu kriegen. Nichts hat geholfen, nichts hilft! Natürlich kann ich mich selber belächeln, sobald ich wieder festen Boden unter den Füßen habe. Aber da oben ist alles bitterernst!

Tourist am Check-in-Schalter: »Können Sie bitte den großen Koffer nach Sidney schicken und die Reisetasche nach Paris?« »Tut mir leid«, sagt die Dame am Schalter, »das geht leider nicht.« »Ach, und wieso nicht?«, gibt der Tourist zurück, »voriges Jahr haben Sie das doch auch gemacht!«

### *Peter Kloeppel, Chefmoderator RTL aktuell*
### »O.K., das reicht jetzt!«

Als sich die Rotorblätter langsam zu drehen begannen, verkrampfte sich die Hand meiner Frau Carol ein erstes Mal. Dabei hätte der Blick aus der Glaskanzel des Hubschraubers nicht entspannender sein können. Die Sonne schien auf den von einem kurzen Schauer noch regenfeuchten Asphalt, in der Ferne glitzerte das Meer, und wenn man über die Schulter nach hinten blickte, sah man die steil aufragenden, grünen Berge von Kauai. Hier hatte Steven Spielberg Szenen für »Jurassic Park« gedreht. Ein Helikopter-Flug über die zerklüfteten Vulkanhänge, hinein in längst verloschene Krater und über wolkenverhangene Gipfel gehört zu den Wunschträumen jedes Hawaii-Touristen. Oder zu den Albträumen jedes Menschen mit Flugangst!

Dass meine Frau bei Turbulenzen in großen Flugzeugen bisweilen blass wurde, war mir mittlerweile bekannt. Ihre Arbeit als Producerin für amerikanische Nachrichten-Sender hatte ihr nicht nur Flüge kreuz und quer über den amerikanischen Kontinent beschert, sondern leider auch immer wieder die traurige Aufgabe, Bilder von Flugzeugabstürzen aufzukaufen und anzuschauen. Da kann man schon mal über Sinn und Unsinn der Fliegerei nachdenken. Dass sie aber in einem kleinen, unschuldigen Hubschrauber fast panisch reagieren würde, war neu für mich.

Kaum hatte der Pilot die »Bell 206« sachte vom Boden abgehoben und eine erste Platzrunde gedreht, rief mir Carol durch den Rotorenlärm zu: »O. K., das reicht jetzt, wir sollten wieder landen. Kannst du das dem Piloten sagen?«

Wären wir alleine geflogen, hätte man das vielleicht einrichten können. Es waren aber noch vier weitere Touristen an Bord. Und die hatten mindestens genauso viel Lust auf einen ausgedehnten Rundflug wie ich.

Fliegen war für mich immer ein Abenteuer. Je kleiner die Maschinen, je ausgefallener das Ziel, desto größer meine Begeisterung. Ich hatte mal einen Tandemsprung aus 4000 Metern Höhe gewagt, war Fluggast in einem Tornado-Kampfjet der Bundeswehr, hatte mich in Segelflugzeuge gezwängt und war im RTL-News-Helikopter mitgeflogen. So war diesmal meine Vorfreude nur noch größer, als ich erfuhr, dass unser Pilot ein Vietnam-Veteran war. Wer das überstanden hat, dachte ich, der wird auch eine Flugstunde über Hawaii problemlos absolvieren können.

So flogen wir los. Das Gelände auf Kauai ist für Hubschrauber-Piloten ein gigantischer Spielplatz – und unser Pilot war ein großes Spielkind. Er schoss auf Bergkämme zu, um sie in knapp 20 Metern Höhe zu überfliegen und gleich dahinter in den Sturzflug überzugehen. Er schraubte sich in engem Spiralflug in einen seit tausend Jahren erloschenen Krater, in dem es wegen der hohen Luftfeuchtigkeit fast ständig regnet, jagte wilde Ziegen durch ein Tal und huschte in wenigen Metern Höhe über die Wellenkämme des Pazifischen Ozeans.

Ich war begeistert. Meine Frau dagegen hatte nach wenigen Minuten mit der Welt abgeschlossen. Ihre Augen waren geschlossen, die linke Hand hatte sie in meinen Unterarm gegraben, die rechte umklammerte das Alu-Gestell der Sitzbank. Wenn sie die Augen mal öffnete, ging ihr Blick nur für Sekunden nach draußen, um sodann eine Schraube auf dem Fußboden zu fixieren. Wie sie hinterher verriet, hatte sie nur drei Gedanken: »Wie zerschmettert sähe wohl ihr Körper nach einem Aufprall am Boden aus?« »Wie lange dauert das ganze noch?« Und: »Großer Gott – lass mich am Leben, und lass es bald vorbei sein.« Ihr war nicht übel, sie schrie oder zitterte nicht. Sie war nur ein verkrampftes, leise stöhnendes, armes Häuflein Mensch. 55 Minuten dauerte das Martyrium. Dann landeten wir genauso sachte, wie wir abgehoben hatten.

Es war das letzte Mal, dass wir gemeinsam in einem Helikopter saßen. Für kein Geld der Welt würde meine Frau wieder in solch ein Gerät einsteigen. Ein Jahr nach unserem »Albtraum-Flug« waren wir wieder in Kauai, diesmal mit meinen Eltern. *Sie* konnte ich von einem Rundflug überzeugen – meine Frau ging an dem Tag lieber einkaufen. Auch in größeren Flugzeugen hat ihre Angst eher zu- als abgenommen. Bei Starts und Landungen hilft nur intensives Lesen in möglichst spannenden Büchern. Nachts über den Atlantik zu fliegen, bereitet ihr besondere Qualen, weil man nicht sehen kann, was unten ist.

Zum Glück hat unsere sechs Jahre alte Tochter keine Bedenken, in Flugzeuge einzusteigen. Instinktiv sitzt sie im Flugzeug aber lieber neben mir – vielleicht weil ich ihr ständig erzähle, warum es lustig ist, wenn die Maschine wackelt, wofür die gelben Masken und die bunten Rutschen gut sind, und was der Kapitän wohl gerade vorne im Cockpit macht. Hoffentlich kann ich sie noch lange bei Laune halten …

## Die Zauberformel

*Gemeinsamer Flug nach London. Hand in Hand steigen Lilian und ich in die Maschine. Wir sind beide beunruhigt und etwas angesäuert, weil wir einen Fensterplatz und einen Gangplatz haben. Wir wollten nebeneinander sitzen, denn so kann ich Lilian nicht die Hand halten. Ich weiß, dass jetzt das Drama einfach seinen Lauf nehmen wird. Egal, wer sich jetzt zwischen uns setzt, – er wird seinen Platz mit mir tauschen müssen.*

*Die Dame trug ein schwarzes Gewand und hatte ihre Haare hochgesteckt, dass sie wie drei Perücken übereinander aussahen. An allen Fingern ihrer Hände trug sie Ringe – und was für welche! Dazu Uhren an beiden Armen, so groß, wie wir sie zuhause an der Wand hängen haben.*

*Lilian spricht mich laut über die Frau hinweg an, in der Hoffnung, sie würde ihren Platz freiwillig aufgeben. Tut sie aber nicht. Dann sagt Lilian: »Es tut mir leid, ich muss mal über Sie hinweggreifen, um die Hand meiner Freundin zu halten. Die hat nämlich Flugangst!« – Kein Kommentar. Erst nach dem Start wendet sie sich an Lilian: »So meine Liebe, sie können jetzt loslassen. Es ist Neumond, da passiert nichts. Ich fliege immer nur bei Neumond.« Wir horchen beide auf. Man hat ja schon viel gehört – aber Neumond? »Ganz einfach«, sagt sie, »das ist meine Erfahrung. Ich weiß, dass bei Neumond nichts passiert. Außerdem habe ich mir zuhause die Karten gelegt und vorhin noch gependelt.«*

*Lilian und ich waren früher schon mal bei einer Wahrsagerin gewesen. Da ging es allerdings um andere Dinge: »Wann kommt der richtige Mann?«, »werde ich heiraten«, »werde ich mal reich sein«, so was halt ... Jedenfalls springen wir auf die Geschichte der geheimnisvollen Frau an. Wir wollen wissen, ob man etwas gegen Flugangst tun kann. Ihre Rezepte lauten wie folgt: »Wenn Sie Angst haben, dann haben Sie ein Problem. Und gegen Probleme gibt es mehrere Methoden. Eine ist, sie schreiben Ihr Problem auf die Sohle eines Schuhs. Am besten, Sie nehmen einen, den Sie hinterher sowieso nicht mehr anziehen wollen, denn: Sie ziehen diesen Schuh vor dem Abflug an, stampfen neunmal auf und verbrennen ihn anschließend.« Nachfrage meinerseits: »Kann ich den linken Schuh anziehen und Lilian den rechten?« Wir können. Im Geiste gehen wir unsere Schuhschränke durch. Gemeinsam bringen wir es auf ungefähr 40 Paar. Dass Lilian eine halbe Nummer größer trägt, spielt laut unserer Sitznachbarin keine Rolle. »Wenn Sie wollen, können Sie auch auf einen Zettel schreiben, dass Sie Angst haben, und dann den Zettel ins Feuer werfen. Wichtig ist, dass Sie, nachdem Ihr Problem verbrannt ist, nicht mehr daran denken.« O. K., ist notiert ...*

*Drei Tage London. Jede von uns hat sich inzwischen ein neues Paar Schuhe gekauft. Lilian erklärt sich spontan bereit, ihre alten Sandalen für die bevorstehende Zeremonie zu opfern. Vor dem Abflug schreiben wir unser Problem auf die beiden Schuhsohlen – »Ich habe Angst!« –, ziehen je eine ausgemusterte Sandale an und stampfen neunmal auf den Boden. Unter zunehmendem Gelächter zünden wir die Schuhe an werfen sie in den Hotelmülleimer, den wir in die Badewanne gestellt haben.*

*Nun sind Schuhe nicht in zwei Minuten verbrannt. Vielmehr kokeln sie lange vor sich hin und entwickeln dabei immense Rauchwolken. Wir sind schon ganz umnebelt, als plötzlich der Alarm losgeht, ausgelöst durch die Rauchmelder. Lilian schreit »Feuer, Feuer!« und rennt aus dem Zimmer. Ich hinterher, den Flur entlang, die Treppe runter. Im ganzen Hotel bricht Panik aus. – Um eine lange Geschichte abzukürzen: Das Chaos im Bad bekommen wir auf die Rechnung gesetzt. Zudem gibt's Hausverbot. Das Schlimmste an der Geschichte aber ist, dass wir trotz aller magischer Praktiken auf dem Rückflug in einen unglaublich langen Unwetterausläufer geraten. Seitdem steht für uns fest: wer an Zauberei glauben will, soll es tun. Wir nicht mehr!*

### *Judith & Mel, Volksmusik-Duo*
### Hits am Himmel

Judith ist völlig angstfrei. Um so schlimmer für sie, wenn sie mit Ehemann Mel fliegen muss. »Er bewaffnet sich mit unzähligen Notenblättern, Schreibblocks, CDs, Walkman und Kopfhörer. Das ganze Handgepäck ist voll, ich habe nie Platz, noch etwas anderes mitzunehmen.«

Dazu Mel: »Es gibt nur eines, das mich beim Fliegen beruhigt, und das ist Komponieren und Texten. Der Fluglärm stört mich überhaupt nicht. Solange ich mich mit Musik ablenken kann, ist alles in Ordnung. Verrückt ist allerdings, dass ich unglaublich schnell texten kann, wenn der Flieger anfängt zu wackeln. Dann läuft es mir sozusagen aus der Feder – ebenso wie der Angstschweiß aus meinen Händen. Da Judith und ich Vielflieger sind, haben wir natürlich schon alle Wetterlagen erlebt. Und in den für mich schlimmsten Situationen habe ich die erfolgreichsten Hits geschrieben. Mit ›Die Zeit vergeht‹ – komponiert und getextet in 10 000 Metern Höhe – haben wir dann die Super-Hitparade in Deutschland gewonnen. Was für meine Platznachbarn eher unangenehm ist: Ich summe permanent leise vor mich hin. Das kann auf Dauer zermürben. Bei einem Flug nach Mallorca saß eine ältere Dame neben mir, stieß mir ihren Ellbogen sehr unsanft in die Rippen und meinte: ›Herr Mel, ich kenne sie vom Fernsehen, und da können sie wunderbar singen. Warum geht das jetzt nicht auch über den Wolken? Schwingen da die Stimmbänder anders? Ihr Gesumme geht mir auf die Nerven. Wenn sie mich als Fan behalten wollen, dann halten sie endlich den Mund.‹ Bei diesem Flug wurde die Angst von meiner Arbeit und der rigorosen Nachbarin vertrieben. Wie ich später erfuhr, ist sie aber Fan geblieben!«

## *Anja Hauptmann, Autorin*
## Hol' schon mal den Wagen

Meine Flugangst hält sich in Grenzen, das heißt, ich gehöre sicher nicht zum harten Kern der Aviaphobiker. Man könnte mich eher im Umfeld derjenigen ansiedeln, die beim ersten Wackeln ein unangenehmes Gefühl verspüren. Beim zweiten Wackler kralle ich mich dann doch gerne an den Armlehnen fest, und bei tatsächlichen Turbulenzen kann ich die aufkeimende Angst nur damit unterdrücken, dass ich mich umgehend beschäftige. Da ich meist ungeschminkt fliege, greife ich dann sofort zu meiner regional nicht unbedeutenden Kosmetiksammlung, die ich im Flugzeug immer bei mir trage und die aus diversen Make ups, Wimperntuschen, Lidschattenfarben, Rouge und Lippenstiften besteht. Nun gibt es bekanntlich unterschiedlich starke und schwache Turbulenzen, und dementsprechend schminke ich mich dann auch.

Will sagen: Auf einem innerdeutschen wackligen Hopperflug bleibt nicht so viel Zeit, dass ich nach geglückter Landung total verändert aussehe, man erkennt mich durchaus noch. Bei Transatlantikflügen mit Turbulenzen kann es jedoch vorkommen, dass ich mich bis zur Unkenntlichkeit schminke. Ich male immer weiter drüber: blauer Lidschatten, grüner, brauner, roter und brauner Lippenstift …

Es ist meine Therapie gegen aufkeimende Flugangst. Die Kommentare meiner Sitznachbarn reichen von »Sie sehen aber hübsch aus!« bis »Oh mein Gott, was ist passiert?!« Damit muss ich leben, genauso wie meine Freunde und Bekannten, die mich am Flughafen abholen. Manche umarmen mich bei der Ankunft, manche rufen »Hallo«, drehen sich um und sagen »ich hole schon mal den Wagen.«

## *Renan Demirkan, Schauspielerin und Autorin*
## **Don't worry!**

Meine Tochter war sieben Jahre alt, als wir mal wieder von Wien aus nach Izmir flogen. Ich hatte Istanbul Airlines gebucht. Die Horrorgeschichte mit dieser Fluglinie kann ich heute erzählen, denn es gibt sie nicht mehr. Ich habe mir zwar gewünscht, dass man sie verbieten möge, aber ich schwöre: mit ihrem Verschwinden habe ich nichts zu tun.

Unser Flugzeug, eine Topolev, hatte runde Fenster. Zwischen Passagierraum und dem Kapitän hing lediglich ein schwerer grauer Vorhang. Die türkischen Stewardessen machten einen arroganten Eindruck auf mich. Sie führten sich auf, als wären sie gerade aus Hollywood gekommen – die Fingernägel rot lackiert und so lang, dass man Angst bekommen konnte. Ich nahm mit meiner Tochter in der zweiten Reihe links Platz. Das Kind saß am Fenster, es sollte ja schließlich hinausschauen können. Als Flugängstliche fühlt man sich sowieso schon elend genug, da ist man froh, wenn man am Gang sitzen darf. Als Mutter wollte ich meiner Tochter nicht sagen, dass ich unter Flugangst litt und riss mich zusammen.

Das Flugzeug war voll besetzt. Hinter uns saß eine Gruppe mit Österreicher, die zum ersten Mal nach Izmir flogen. Unsere Topolev vermittelte ihnen offenbar auch kein gutes Gefühl, denn einer von ihnen sagte in breitestem Wienerisch: »Hom die a Westen an Bord? I hob koi Westen gfunden nit.« Und dann sorgenvoll zu seinem Nachbarn: »Host du a Westen?« All das spielte sich hinter mir ab, während ich schon fast in meinem Schweiß saß, obwohl wir noch gar nicht abgeflogen waren. Ich tastete unter meinen Sitz – keine Schwimmweste! Wir starteten. Alles zu spät. Die Stewardess fuchtelte vor meiner Nase herum und demonstrierte die üblichen Maßnahmen im Falle eines Absturzes. Nur – was sollte das mit der Schwimmweste, wenn es an Bord gar keine gab? Meinen Hinweis tat sie mit einem Hollywood-Lächeln ab: »Die Maschine ist sicher – don't worry!« »Die hat gut reden!«, dachte ich, »Ich will leben und mein Kind großziehen. Oder sagen wir's anders: Ich will hier raus!«

Die österreichischen Proleten grölten. Ein dummer Spruch nach dem anderen. Es wurde tierisch kalt, die Scheiben beschlugen. Da schaute ich zur Tür und entdeckte, dass die Türen des Flugzeuges von innen vollkommen vereist waren. Sie sahen aus wie ein seit Jahren nicht abgetautes Eisfach. Ich rief die Hollywood-Nageltante und zeigte auf die Türen. Sie lächelte und sagte: »Don't worry, this is normal«.

Über mir leuchtete das Zeichen »No Smoking«. Der Vorhang der Kapitänskabine wurde zur Seite geschoben. Heraus trat ein großer Mann – unrasiert, Kippe im Mundwinkel, das Hemd zur Hälfte aus der Hose, die obersten Hemdknöpfe offen. Damit Sie mir folgen können – es handelt sich um den Kapitän. Diese nicht gerade vertrauenserweckende Person schlappte nun den Gang entlang und sagte, nach rechts und links nickend, mit einer verrauchten, versoffenen Stimme: »Hello, I am the Captain – everything is allright. Don't be affraid.« »Warum sagt er das?«, dachte ich und beobachtete ihn. Er ging den Gang rauf, kam wieder zurück und sprach schließlich eine geschminkte Diva in der Reihe vor mir an, die ausssah wie eine alte englische Lady. Sie trug einen Pony wie ein Pferd. Ihr großer Busen musste echt gewesen sein, denn in dieser Dimension gab es zur damaligen Zeit noch keine Silikonimplantate. Der Kapitän beugte sich zu ihr hinunter und fragte mit seiner tiefen Stimme: »Do you want to come with me in the cabine?« Währenddessen spannte sich seine Hose im Schritt. Die Üppige stand auf. Ihr Kleid saß auf den Hüften so eng, dass die Nähte ihres Tangas zu sehen waren. Der Gigolo-Kapitän verschwand mit ihr hinter dem grauen Vorhang.

Meine Gedanken kreisten nun um den Kapitän und sein Opfer. »Was machen die?«, dachte ich. »Vor allen Dingen – wer fliegt? Kann es sein, dass ein Autopilot einen Aussetzer hat? Wird der Pilot das merken – wo er doch jetzt beschäftigt ist? Die Diva versperrt ihm doch jetzt den Blick – sicher sitzt sie jetzt mit dem Rücken zum Fenster, und der Kapitän bemerkt vielleicht einen Hügel namens Venus aber nicht den Berg vor uns …« Ich hatte die größten Bedenken. Aber wie auch immer – die Landung klappte.

Vor dem Rückflug nach Wien habe ich versucht, auf eine deutsche Maschine umzubuchen. Auf keinen Fall wollte ich wieder in diese Topolev steigen. Aber es blieb mir keine Wahl – es gab keine andere Maschine. Wie immer vor einem Flug, ging ich tags zuvor früh ins Bett, damit ich ausgeschlafen bin. Und dann stiegen meine Tochter und ich in denselben alten Blechvogel. Meine Tochter, die auf dem Hinflug geschlafen hatte, war nun hellwach. So wach, dass sie nach einer halben Stunde entdeckte, dass sich Eis an den Flugzeugtüren gebildet hatte. Wieder kroch die Hitze in mir hoch – und die Angst. »Gott«, dachte ich, »lass' mein Kind das mit den Türen gleich wieder vergessen!« Doch sie sprang auf, lief zur Tür und fing an, das Eis abzukratzen. Sie brachte mir Eisstücke und wir fingen an, kleine Schneemänner aus dem Eis zu formen. Das heißt: mein Kind formte, denn in meinen Händen schmolz das Eis in Sekunden. Mir war heiß, obwohl es so kalt war, dass die Scheiben beschlugen. Ich rief die Stewardess – es war die gleiche Hollywood-Nageltante wie beim Hinflug. Ich bat sie um eine Decke für meine Tochter und machte auf das Eis aufmerksam. Sagte die doch: »Diese Maschine ist nicht für diese Höhen geeignet. Aber es passiert nichts, don't worry!« Um meinem Kind eine Freude zu machen, versuchte ich wenigstens aus den Eisklumpen kleine Kügelchen zu formen. Ich habe Todesängste ausgestanden! Seither fasse ich vor dem Start der Maschine unter den Sitz und kontrolliere die Schwimmweste. Und wenn jemand »don't« worry« zu mir sagt, dann weiß ich – hier ist Gefahr im Verzug!

*Christoph M. Ohrt, Schauspieler*
**Du denkst, du fliegst wirklich!**

Beim Hubschrauberfliegen habe ich nie Angst – vermutlich, weil ich daneben sitze, viel sehe, rumschauen kann und genau mitkriege, was der Pilot macht. Ich bin zwar eingezwängt, aber ich kann sehen. Ich kann die Tür selbst öffnen und rausspringen. Ich hatte zu allen Piloten, mit denen ich bisher geflogen bin, großes Vertrauen. Es macht mir im Hubschrauber noch nicht mal etwas aus, wenn wir zwischen den Häusern oder den Bäumen fliegen. Man sieht immer genau, was auf einen zukommt. – Im Flugzeug ist das nicht so.

Mir sind schon unglaublich viele Sachen passiert – ein Durchstart beim Landeanflug zum Beispiel. Der Pilot konnte nicht landen, weil ein Hubschrauber der Bergwacht mit einem Schwerverletzten auf der Landebahn stand. Vom Fenster aus konnte ich alles genau beobachten, was nicht gerade beruhigend war. Der Pilot musste die Maschine spiralförmig wieder hochorgeln und machte dann den zweiten Landeversuch. – Dann ein Flug nach London. Ich saß in der hintersten Reihe, und die Angst durchzuckte meinen ganzen Körper. Für Außenstehende muss es schrecklich ausgesehen haben, denn die Stewardess sagte: »Oh dear, would you like to talk to the pilot?« Sie lief nach vorne, einige Minuten später kam der Pilot zu mir. Inzwischen war ich schweißgebadet. Der Pilot sagte: »Mister, please come with us, you are disturbing the other passengers.« Er meinte damit wohl, dass mein schnelles, lautes Atmen für andere irritierend und beängstigend gewesen sei. Da saß ich dann im Cockpit bei den Piloten. In dem Moment, wo ich mehr sehen konnte – eigentlich nur Wolken, aber immerhin, ich hatte einen Rundumblick –, ging es mir besser. Aber das geht eben nicht immer. Man stelle sich mal vor, die Piloten würde alle Passagiere mit Flugangst nach vorne holen. Dann wäre das Cockpit schnell voll!

Mein schlimmstes Erlebnis jedoch hatte ich in einem Flugsimulator. Man könnte ja meinen, das Ding fliegt nicht, da bekommst du keine Angst. Weit gefehlt! Alles erscheint vollkommen real. Der Flughafen wird eingegeben – sagen wir mal JFK, das Wetter – nehmen wir mal Sonne. Dann fliegst du los. Alles geht gut, der Start gelingt.

Dann kommt der Anflug. Manhattan liegt links, es geht auf die Rollbahn zu. Landung O. K., alles normal. Hat richtig Spaß gemacht. Ich kam mir vor wie ein Pilot. War ich ja auch! Der nächste Flughafen wird eingegeben: Zürich. Ein schwerer Flughafen. Bei der Landung muss man richtig hart bremsen, damit der Flieger stehen bleibt. Man muss bedenken, dass in meinem Programm gerade Winter ist. Das harte Bremsen lässt den Flieger abrutschen – und zwar in Richtung eines Berges. Letztlich blieb der Flieger aber vor dem simulierten Felsmassiv stehen. Jetzt geht's nach Hongkong. Auch nicht einfach. Die Landebahn ragt ins Meer hinaus …

Irgendwann denkst du, du fliegst wirklich. Ich begann wie üblich zu hyperventilieren. Insgesamt 18 Mal waren wir inzwischen gestartet und gelandet. Mein Hemd war schweißnass. Der Moment war gekommen: ich musste aus dem Ding raus! – Ach und übrigens: geholfen hat es mir nicht! Jetzt weiß ich nämlich, wie heikel manche Flughäfen sind und wie schwer eine Landung unter Umständen werden kann. Meine Frau und ich haben beschlossen, unsere Ferien möglichst an der Ostsee zu verbringen.

## »Wolle Sie misch veräppeln?« oder Luftwaffe, zum Ersten

*Es war April 1983 und mein erster Flug mit der Luftwaffe. Vor allem: mein erster Flug mit dem damaligen Bundeskanzler Helmut Kohl. Damals arbeitete ich im Büro des Stellvertretenden Regierungssprechers Jürgen Sudhoff. Der Flug ging nach Washington. Ausgerechnet auf unserer ersten gemeinsamen Reise sollte wir stundenlang in der Luft bleiben. Der Eincheckschalter für Luftwaffenflüge liegt natürlich am militärischen Teil des Flughafens. Man ist von Leuten umgeben, die alle auf denselben Flug einchecken wollen. Es gibt keine Caféteria, die man zur Zeitüberbrückung aufsuchen könnte, keine Apotheke, kein kleines Geschäft mit Drogeriewaren. Und es gibt auch keinen Laden, in dem man Kaugummi kaufen kann. Kaugummis sind wichtig. Vielflieger kauen ihn, um beim Luftdruckübergang die Ohren freizuhalten. Ich bilde mir ein, dass es meine Nervosität verringert.*

*Bevor ich in den Flieger mit den Journalisten und der Regierungs-Crew einstieg, hatte ich mich schon derart in die Angst vor dem Flug eingedacht, dass mein Körper total angespannt war und mein Kopf zu schmerzen begann. Also ließ ich beim Einsteigen in das Flugzeug die Crew wissen: »Ich habe tierische Kopfschmerzen, und wenn Sie kein Aspirin haben, kann ich leider nicht mitfliegen!« Sie hatten aber Aspirin. Die haben alles an Bord, sogar einen Arzt – na klar, schließlich war der Kanzler in der Maschine … Mit einem Mal überkommt mich ein vollkommen ungewohntes, beruhigendes Gefühl – genau, der Kanzler ist an Bord! Da werden die doch die Maschine nicht abstürzen lassen – oder?*

*Ich saß neben einer Kollegin, die das alles schon tausend Mal mitgemacht hat. Sie sah mir an, dass ich angespannt war und sagte: »Kindchen, alles halb so schlimm, der Kanzler ist ja auch das erste Mal in seinem neuen Job in Washington.« Dabei hatte das alles gar nichts mit ihm zu tun. Plötzlich wurde ich von meinem Chef, dem begleitenden Regierungssprecher, nach vorne gerufen – zum Kanzler.*

*Sudhoff gab mir die erste Rede, die Kohl in Washington halten sollte, zur Korrektur. Schweissgebadet vor Angst (eine für mich neue Mischung aus Flug- und Kanzlerangst) waltete ich meines Amtes auf einer alten IBM-Kugelkopfmaschine, die gleich hinter dem Cockpit auf einem Tisch fixiert war. Ich glaube, ich habe noch nie so vorsichtig und konzentriert geschrieben. Stand ich unter Beobachtung? Wieviel Zeit hatte ich zur Verfügung? Was würde passieren, wenn wir in ein Loch fielen und ich wäre nicht angeschnallt? Was, wenn es ein Gewitter gäbe? War die Maschine blitzableitend oder würde ich vom Blitz erschlagen, nur weil ich an dieser blöden Schreibmaschine sitze …?*

*Solche Gedanken gingen mir durch den Kopf, der übrigens nicht mehr schmerzte, weil er mit anderen Dingen beschäftigt war. Schließlich gab ich das Papier zurück und sagte salopp im schönsten Pfälzisch: »Mei Familje kummt aa aus der Palz – aus Neustadt an der Woistraß.« Kohls Gesichtsausdruck besagte in etwa: »Wolle Sie misch veräppeln?« Mein Chef meinte jedenfalls, ich sollte besser für den Rest der Reise Pfälzisch sprechen – oder ganz den Mund halten …*

## *Sten Martenson, Journalist, ehemaliger Sprecher der SPD-Bundestagsfraktion*
## War was …?

Kein Teppichboden dämpfte die Schritte. Der farb-, jedenfalls geschmacklose Kunststoffbelag auf den so bedeutungslos aussehenden Fluren des Bonner Bundeshauses trug den Schall fast ungedämmt in die anliegenden Büros. Schon am Schritt war zu erkennen, wer gleich unsanft die Türklinke betätigen würde. Betrat M. den Raum, erschien uns der personifizierte Tatendrang – eine Frau so um die 40, der niemand etwas vormachen kann, blond, aber keineswegs naiv, die Probleme frontal angeht und oft auch respektlos mit den Menschen verfährt, die sich mit diesen Problemen plagen.

Aber irgendwann geschah etwas Seltsames. M. erzählte von ihrer Flugangst. Unbehaglich ist vielen. Aber längst nicht alle geben es zu. Kaum jemand verfügt wirklich über so viel Technikgläubigkeit, Gottvertrauen oder innere Wurstigkeit, dass ihm nicht tödliche Szenarien durch den Kopf gingen. Das Trostpflaster aller Statistiker, Autofahren sei allemal gefährlicher, reicht selten für größere Zweifel. Und nun schilderte ausgerechnet M., die anscheinend so Unerschütterliche, anschaulich, was in ihr so vorgeht, wenn sie durch den schwankenden Schlauchfinger am Gate Richtung Flieger marschiert. Sofort nach dem Betreten des Flugzeugs wende sich ihr Blick nach links. Dort im Cockpit präparieren sich Pilot und Co-Pilot vermeintlich sorgfältig für den bevorstehenden Trip nach irgendwo. Sie gehen ihre Checklisten durch, kauderwelschen mit dem Tower und wer weiß mit wem sonst noch. Dann stünde sie, M., in der Tür und fordere die Flugzeugführer auf, sich ihr als vertrauenerweckend und des Flugzeugführens mächtig zu erklären.

Zu welch hemmungsloser Forschheit die Angst vor dem Fliegen führen kann, vermag sich kaum jemand vorzustellen. M.s Erzählungen wirkten also reichlich übertrieben. Erlag hier nicht eine Journalistin der Versuchung, das schlichte Gefühl des Unbehagens zu einer sensationellen Leidens-Story mit dramatischen Akzenten aufzumotzen? M.s Gruselgeschichten blieben also nicht wirklich haften. –

Bis eines Tages ein gemeinsamer Flug auf der Tagesordnung stand. Auf der Fahrt zum Flughafen war nichts zu spüren. M. wirkte völlig normal. Die Schlange am Schalter war nicht lang genug, um sich ungute Gedanken zu machen. Was in M.s Kopf vorging, war nicht zu erkennen.

Dann wurden die Paxe, wie es im Fliegerjargon heißt, aufgefordert, sich mit den Bordkarten in der Hand ins Flugzeug zu begeben. Noch ein Blick auf die Nummer des Sitzplatzes, damit man nicht zu lange den Durchgang für ungeduldige Mitreisende versperrt. Plötzlich höre ich M. hinter mir zur maskenhaft freundlich lächelnden Flugbegleiterin sagen, sie müsse den Piloten sehen. Das mache sie immer so. Schließlich müsse man ja wissen, von wem man durch die Lüfte kutschiert werde. Die junge Dame erkannte mit geschultem Blick, in welch psychisch prekärer Situation sich Fluggast M. befand. Ihr für ›normale‹ Ohren fast unverschämt klingendes Ansinnen wurde sofort ernst genommen. Sie warf einen Blick in das Pilotenkabuff und redete sich die Angst von der Seele.

Die optische Prüfung hatte der Kapitän offenbar bestanden, denn wenige Augenblicke später suchte auch M. ihren Platz auf – einen der unbeliebten Mittelplätze, bei denen in der Touristenklasse die Abstände zu den Sitznachbarn viel zu eng sind. M. zögerte nur kurz. Dann erkannte sie, dass in meiner Reihe auf Platz D eine gemeinsame Bekannte am Gang saß. Dass der Tausch eines D-Platzes gegen einen F-Platz ein schlechtes Geschäft sein würde, war auch ihr klar. Hinzu kam, dass meine Reihe dem Cockpit sehr viel näher, der Fluchtweg – wohin auch immer – also kürzer war. Das waren denn doch zu viele Vorteile, um sich gegen das zaghafte Aufflackern von Zurückhaltung oder Peinlichkeit wehren zu können. Flehende Blicke und der kaum noch dezente Hinweis auf ihre Flugangst wirkten. Es gelang, der D-Platz-Inhaberin neben mir den Wechsel nach Hinten-Mitte schmackhaft zu machen.

Doch die Lage entspannte sich nur bis zu dem Augenblick, als sich die Maschine in Startposition begab. M. saß wie versteinert neben mir, die Beine eng zusammen gepresst, den Blick gesenkt. Das Flugpersonal empfiehlt in der Regel solche Körperhaltung für den Fall einer unvermeidlichen Notlandung. Jedes beruhigende Wort war für die Katz, was ich freilich erst spät merkte. Denn einfühlsame Fragen blieben unbeantwortet, weil sie überhaupt nicht wahrgenommen wurden. Wir schwiegen. M. verweigerte die Annahme einer der kargen Dienstleistungen. Nichts, so schien es, durfte ihre Konzentration auf das Unvermeidliche stören.

Wie in Trance überlebte M. die 50 Minuten vom Start bis zur Landung. Auf dem Weg zum Gepäckband ließ sie sich nichts von dem anmerken, was ihr während des Fluges durch den Kopf gegangen sein mag. Am nächsten Morgen öffnete sich unsere Bonner Bürotür schwungvoll wie eh und je. Meine vorsichtig-mitleidsvollen Blicke (»Geht's denn wieder?«) stießen auf stummes Unverständnis. War was …?

## Applaus!

*Ich weiß, das klingt jetzt nicht sehr tolerant. Aber was soll die Klatscherei nach gelungener Landung? Klatschen Sie auch, wenn Ihr Mann oder Ihre Frau erfolgreich über eine Straßenkreuzung fährt oder richtig eingeparkt hat? Ich habe mal einen Piloten gefragt. Er sagte mir: »Das haben uns die Stewardessen auch schon erzählt, dass die Passagiere klatschen. Wir hören das gar nicht. Wir sind mit so vielen Sachen beschäftigt. Außerdem haben wir den Funkverkehr in den Ohren.« Also Leute – für wen macht Ihr das eigentlich?*

## WARUM SCHAUEN DIE SO BESORGT?

Immer wieder begründen Flugängstliche ihre aufkommende Phobie damit, sie hätten die Lage im Flugzeug eben einfach nicht im Griff. Anders als im ›normalen‹ Leben wird der Umstand, sich einem Menschen – genauer gesagt: dem Piloten – oder einer Maschine auf Gedeih und Verderb ausliefern zu müssen, über den Wolken regelmäßig zum handfesten Problem. Das bestimmte Gefühl, ihr eigenes Wohl in die Hände Fremder zu legen, ohne – zumal in Krisensituationen – auch nur die geringste Eingriffsmöglichkeit zu haben, gilt als einer der häufigsten Auslöser von Flugangst. Besonders typisch scheint diese Art von Angst für Menschen zu sein, die unten auf der Erde gewohnt sind, selber zu steuern und problematische Situationen in eigene Regie zu nehmen, wie die folgenden Geschichten belegen …

### Die Kralle

*Es ist Freitag. Wir fliegen mit sehr vielen Politikern von Berlin nach Bonn zurück. Ich beobachte, dass einige durch die Sicherheitsabsperrung gehen können, ohne abgetastet zu werden und frage einen Beamten: »Warum lassen Sie den denn so durch?« Antwort: »Den kennen wir doch, das ist der Herr Sowieso.« »Na und«, sage ich, »der kann doch eine Maske tragen und nur so aussehen wie Herr Sowieso. Ist uns alles schon vorgemacht worden in ›Cobra übernehmen Sie‹ oder ›Mission Impossible‹.« Alle Umstehenden lachen und schütteln die Köpfe. Ich werde schon wieder nicht ernst genommen. Die Maschine ist voll besetzt und eigentlich kann nichts passieren, denn die werden doch nicht die gesamte SPD-Fraktion des Bundestages abstürzen lassen! Oder vielleicht erst recht? Ich bin jedenfalls nicht gerade sehr beruhigt ...*

*Neben mir sitzt Rudolf Dreßler. Er habe Verständnis für meine Angst, erzählt er mir während des Fluges, weil seine Frau auch nicht gerne fliege. Komisch, denke ich, da meint man, einen Menschen zu kennen, und dann entdeckt man doch noch ein unbekanntes Puzzle-Teil. Die sonst so tough wirkende Frau hat die gleichen Probleme wie ich. Endlich eine Gleichgesinnte. Dreßler und ich unterhalten uns darüber, dass es so wenig Menschen gibt, die sich als Flugängstliche outen. Beim Landeanflug habe ich dann sein Bein gegriffen und – wie ich es immer bei meinem Sitznachbarn mache – fest zugedrückt. Ich denke in dem Moment nur: halte dich irgendwo fest, dann geht alles gut!*

*Es ist auch alles gut gegangen. Aber montags darauf laufe ich durch das Foyer des Bundestages und traue meinen Augen nicht. Da kommt mir doch Rudolf Dreßler auf Krücken entgegen! Ich frage sofort: »Das war aber nicht ich, oder?« Er beruhigt mich und erzählt, er hätte was am Meniskus. Es sei am Wochenende passiert. Trotzdem: der Schreck saß tief. Seither habe ich meine Hände besser im Griff!*

## *Thomas Fritsch, Schauspieler*
## »Alles in Ordnung!«

Ich bin nie gerne geflogen. Aber eines Tages, ganz plötzlich, hatte ich auf dem Weg zum Flughafen richtig Angst, in die Maschine zu steigen. Seit dieser Zeit nehme ich ab und zu Tabletten und trinke Champagner. Die Sache hat nur einen Nachteil: Wenn ich beruflich unterwegs bin und drehen muss, kann ich schlecht in einem halb desolaten Zustand am Drehort erscheinen. Also nehme ich in solchen Fällen die Bahn.

Vor Jahren habe ich in Griechenland einen schweren Stein ertaucht. Nichts besonderes. Aber seit dieser Zeit ist er mein ständiger Flugbegleiter – ohne ihn fliege ich nicht! Wenn ich im Taxi auf dem Weg zum Flughafen bin, kontrolliere ich immer, ob ich den Stein auch dabei habe. Schon oft musste der Taxifahrer umkehren, weil ich ihn zu Hause liegengelassen hatte. Er ruht in einem indischen Seidenbeutel, bis die Maschine abhebt. Dann hole ich ihn heraus und halte mich mit beiden Händen an ihm fest. Der Stein ist nach Sekunden tropfnass, aber es hilft mir ein wenig. Sobald ich dann zum Beispiel in Griechenland meinen Urlaub antrete, lege ich den Stein in die Sonne, dann ins Meer und dann in den Sand. Das braucht er – wegen der Energieaufladung.

Andere Rituale sind: nur am Gang sitzen – ich bin auch klaustrophobisch –, permanent Atemübungen durchführen und viele Zeitungen kaufen – aber nie lesen. Ich versuche mir im Flieger immer schöne Dinge vorzustellen: im Meer schwimmen, von einem Berg heruntersteigen ... Damit versuche ich, das schlechte Gefühl loszuwerden, was meistens aber nicht funktioniert. Wenn es ganz schlimm wird, heuchle ich der Stewardess vor, dass mich das Cockpit unendlich fasziniere und ich es gerne mal anschauen würde. In Wahrheit beruhigt es mich, den Kapitän zu sehen und vor allem: geradeaus zu gucken. Denn im Cockpit hat man die einzige Möglichkeit, im Flugzeug nach vorne sehen zu können.

Ich bin hilflos, verwundbar, klein und schwach, wenn ich im Flieger sitze, und es verlangt mir eine unendliche Kraft und Mühe ab, so zu tun, als wäre bei mir alles in Ordnung. Ich gebe nicht zu, dass ich diese Ängste habe, versuche immer, gute Miene zum bösen Spiel zu machen. Ich habe zwar Todesangst, aber keine Angst vor einem Absturz. Das sehe ich eher locker. Wenn's passiert, was kann ich tun? Ich denke eher: Ich habe ein schönes Leben gehabt, bin glücklich und zufrieden.

Ich kann mir nicht erklären, warum diese Angst plötzlich derart Besitz von mir ergriffen hat, aber es gibt bis heute nichts, was ich dagegen hätte tun können. Der Schalter lässt sich irgendwie nicht zurückkippen. Ich komme mir jedes Mal vor, als hätte mich jemand auf's Klo gesetzt, obwohl ich nicht muss.

## *Wolfgang Lucas, Pilot, im Gespräch*

*Weshalb wollten sie Pilot werden?*
Ich war schon in frühester Kindheit von Flugzeugen und der Fliegerei fasziniert. Als ich in der Lage war, auf meinem ersten Kinderfahrrad die Balance zu halten, fuhr ich sofort zum nächsten Flugplatz. Mit 14 Jahren durfte ich dann endlich mit der Ausbildung im Segelflug beginnen. Den damals eingeschlagenen Weg habe ich nicht mehr verlassen.

*Was lernt ein Pilot als erstes?*
Kurs, Höhe und Schnauze halten. Nein, im Ernst: je nach Ausbildungsziel bekommt er die wichtigsten Fakten vermittelt. Ich denke, das Wichtigste ist Respekt – vor der Natur und ihren Gesetzen, vor der Technik, der Physik, den Menschen und ihren Schwächen, besonders vor den eigenen. Das sollte das Erste sein, was ein Pilot lernt.

*Wissen Sie immer, dass Sie sich auf die Instrumente verlassen können?*
Zu den wesentlichen Lernprozessen für Piloten gehört die Erkenntnis, dass er sich auf die Instrumente verlassen muss, obwohl ihm seine Sinne etwas anderes nahelegen wollen. Der Mensch ist als Fußgänger konstruiert. Er hat jahrelang geübt, sich genau nach diesem Plan auf der Erde zu bewegen und sich dabei auf seine Sinne zu verlassen. Als Pilot muss er es schaffen, dieses Grundverhalten den Regeln der Instrumentenflugschulung unterzuordnen. Deshalb müsste ihre Frage eigentlich lauten: Gelingt es ihnen immer, sich auf die Instrumente zu verlassen? Probleme beim Fliegen können natürlich auch durch technische Defekte entstehen. Aber das anfälligste Element im Flugzeug ist nun mal der Chauffeur.

*Wie verhalten Sie sich gegenüber Flugängstlichen?*
Vielen kann man die Fliegerei mit einfachen, sachlichen Erklärungen transparenter machen, sie entmystifizieren. In kleinen Flugzeugen kann man ängstlichen Menschen in den Flugablauf einbeziehen. Was wir verstehen, macht uns weniger Angst.

## *Roland Specker, Unternehmer*
## Der Valium-Mann

Mit Starts oder Landungen hat Specker keine Probleme. Es ist der Flug selbst, der ihm zu schaffen macht. Genauer: Das Dröhnen der Maschine bei langen Interkontinentalflügen. Eine Möglichkeit, das Dröhnen wegzubekommen, sind Kopfhörer. Gerade hat er sich ein paar neue gekauft. Mit denen hört er gar nichts mehr. Nicht einmal die Durchsagen des Kapitäns. Ein anderes Mittel, um gegen den ständigen Geräuschpegel eines Flugzeuges anzukommen, ist Valium. »Ich lade nach bis zur Bewußtlosigkeit, bis kurz vor dem Selbstmord – ist mir egal!« Dann setzt er sich noch die Schlafmaske und die neuen Kopfhörer auf – und weg ist er. Specker dröhnt sich zu, um das Dröhnen nicht ertragen zu müssen. Er ist der Valium-Mann.

Wer mit ihm reist, hat's schwer. »Wir sind mal zusammen in die Ferien nach Jamaika geflogen«, berichtet sein Freund Werner Gegenbauer, »ohne Zwischenstopp. Specker war so mit Valium vollgepumpt, dass wir ihn von der Wartehalle ins Flugzeug tragen mussten. Der erste Urlaubstag ist für ihn jedesmal futsch, weil er absolut nichts mitkriegt.« Dass ihn die Leute auf den Flughäfen für einen Betrunkenen oder Schlimmeres halten, ist ihm schnuppe. Die sieht er sowieso im Leben nicht wieder. Hauptsache, er nimmt nichts wahr!

Manchmal übersteigt die Angst jeden Valium-Konsum. Deswegen hat Specker Seminare besucht. Die haben zwar auch nicht viel gebracht, waren aber trotzdem eine gute Erfahrung für ihn. »Als Unternehmer kommt es für mich immer darauf an, mich positiv darzustellen – nicht zu zeigen, dass ich Schwächen habe.« Hier waren andere Tugenden gefragt. Bei diesen Seminaren traf der Valium-Mann zum erstenmal auf Leute, die offen über ihre Schwierigkeiten redeten. Manche von ihnen waren noch nie im Leben geflogen, hatten aber trotzdem eine Höllenangst. Obwohl er selbst ein Problem hatte, kam es ihm mit einem Mal so vor, als könne er den anderen helfen. »Noch waren wir ja nicht in der Luft!«

Krönender Abschluss eines dieser Seminare war ein Freiflug. Alle Teilnehmer sollten mitfliegen. »Was sich da für Szenen abgespielt haben: Eine Frau hatte Klaustrophobie. Die konnte keine Tür von innen abschließen. Immer musste jemand mit zur Toilette. Eine andere konnte noch nicht mal das Flugzeug betreten. Die musste erst lang und breit überzeugt werden. Als sie schließlich drin saß, hat der Kapitän ihren Rucksack an den Ausgang gestellt und ihr – um sie zu beruhigen – gesagt, sie könne jederzeit aussteigen. Und das hat sie dann auch getan. Die Frau ist unter Tränen zurückgeblieben. Sie hat es versucht, aber die Angst war stärker.«

Für den Valium-Mann war der Freiflug halb so wild. Ein bisschen Gruppendynamik, dann ging's. Außerdem war es ›bloß‹ ein Inlandflug, das ist für ihn weit weniger dramatisch. Richtig Schiss hat er nur auf wirklich langen Flügen. Warum eigentlich? Weil er für einen langen Zeitraum ohne verlässliche medizinische Betreuung auskommen muss. Das bisschen Bordapotheke nützt da nicht viel. »Ich könnte Herzrasen bekommen und sterben, einfach weil kein Arzt an Bord ist.« Nicht die Möglichkeit eines Absturzes ist es, die ihm Furcht einflößt, sondern dieses diffuse Gefühl, über den Wolken mit sich und seiner Not allein zu sein. Da hilft dann auch kein »Mickey Mouse«-Film: Wenn es »bumpy« wird, bekommt er Angst vor sich selbst. Deswegen hat seine Frau, eine Diplompsychologin ohne jede Flugangst, ihm davon abgeraten, eine Therapie zu machen. »Meine Frau glaubt zwar, dass eine Therapie mir die Flugangst nehmen könnte, sieht aber auch die Gefahr, dass dabei noch ganz andere Dinge hochkommen könnten.«

Stattdessen rennt Specker schon seit einiger Zeit an jedem Flughafen erstmal schnurstracks ins Medical-Center, um sich gründlich durchchecken zu lassen. Auslöser für diese regelmäßigen Untersuchungen war eine Magenverstimmung – kurz vor dem Abflug, versteht sich. »Ich dachte: jetzt kannst du doch kein Valium nehmen!« Natürlich war er kerngesund und ist dann auch mitgeflogen. Die Gesundheits-Checks unmittelbar vor dem Flug hat er trotzdem beibehalten. Man will schließlich alles getan haben …

Wann das alles angefangen hat, weiß er nicht mehr. »Die Flugangst war einfach irgendwann da.« Seitdem ist er der Valium-Mann, den man in betäubtem Zustand in den Flieger schleppen und verschnüren muss, damit er nicht stiften geht. Dabei könnte alles viel leichter sein. Wenn man nur etwas genauer wüsste, was sich dort oben eigentlich abspielt. »Technisch, meine ich.« Wie es zu verstehen ist, wenn die Maschine zum Beispiel anfängt zu schlingern.

»Wenn ich ins Cockpit gehen kann, werde ich sofort ruhiger. Meiner Ansicht nach könnten die Kapitäne noch viel besser auf Passagiere mit Flugangst eingehen. Sie müssten uns einfach öfter ansprechen! Zum Beispiel so: ›Meine Damen und Herren, wir durchfliegen in einigen Minuten eine Schlechtwetterzone, es kann ein bisschen holprig werden, aber nur kurz, danach kommen wir wieder in ruhigere Gefilde, und überhaupt ist alles in Ordnung‹. Das wäre doch mal was. Dann bräuchte ich mir nicht mehr selbst auszumalen, was gerade geschieht, oder geschehen könnte!«

Als der Freiflug des Flugangstseminars zuende und die Maschine glücklich gelandet war, bot sich Specker ein sonderbare Szene: »Am Gatter standen massenweise Menschen, die Fotos machten – ein unglaubliches Blitzlichtgewitter. Ich dachte, irgendwo in der Nähe müsse die deutsche Fußball-Nationalmanschaft oder der Papst angekommen sein. Aber dann stellte sich heraus: Das waren alles Verwandte, Freunde und Bekannte meiner eigenen Mitreisenden. Die Leute lagen sich in den Armen, weil sie es endlich geschafft hatten – zu fliegen.«

## »Den kenn' ich ...!«

*Der Flug Berlin/Palma de Mallorca wird aufgerufen. Ich steige wie immer als Letzte ein. Vor mir ein Fast-Zwei-Meter-Mann, kahl, braungebrannt, um die 40, cool. Mit seinem Rucksack kämpft er sich durch die vollbesetzte Maschine nach hinten, und – welch ein Zufall – in Reihe 29 sind noch zwei Plätze nebeneinander frei. Ich habe natürlich Gang, er daneben. Was mache ich jetzt? Dieser Riesenkerl kann sich doch nicht in die Mitte klemmen! Also überlasse ich ihm meinen Platz. Das muss ich tun, und zwar aus drei Gründen: Erstens wird er mir aufgrund der Tatsache, dass ich so nett und höflich war, bei einem Absturz aus dem Flieger helfen, zweitens sieht er so aus, als wäre Angst ein Fremdwort für ihn. Also kann ich ihn drittens bis Palma zulabern.*

*Wir stellen uns vor. Mein Nachbar heißt Thomas Haude. Der Privatbanker bietet mir gentlemanlike an, jederzeit seine Hand zu nehmen und mich an ihm festzuklammern. Ansonsten lässt er meinen Redeschwall geduldig über sich ergehen. Ich befinde mich in einer Ausnahmesituation. Der Gedanke an den bevorstehenden Überflug der Alpen (da kann man nirgendwo notlanden!) und mindestens 40 Minuten über Wasser zu fliegen (da kann man auch nicht notlanden!), macht mich verrückt.*

*Der Flug verläuft ruhig. Bis jetzt. Doch als wir in den Landeanflug gehen, scheint ein Orkan zu toben. Die Maschine schaukelt extrem von rechts nach links, geht rauf und runter. Ich schmeiße mich mit voller Wucht auf meinen Sitznachbarn, klammere mich an ihm fest, drücke mein Gesicht auf seine Brust.*

*Plötzlich wird mir klar, dass auch er Angst hat. Ich schaffe es gerade noch, ihm zu sagen, wie schön es doch sei, dass wir uns in diesem Leben wenigstens kurz kennen gelernt hätten. Und unter Schluchzen erzähle ich ihm, dass ich mit meiner Freundin gerade ein Buch über Flugangst schriebe und zwei Tage vorher einen Mann mit ihr interviewt hätte, der bei Flügen vor lauter Angst vor einem Herzinfarkt Valium bis zum Abwinken schlucke. Thomas sagt: »Den kenn' ich. Das kann nur der Herr Specker sein. Ich bin mal mit ihm nach Marokko geflogen.« – Die Welt ist klein. Und voller Augenzeugen.*

## *Dr. Anne Steinbeck-Klose, Ärztin und Pilotin, im Gespräch*

*Warum haben Menschen Flugangst?*

Ich glaube, weil es ihnen vorkommt, als würde der Boden unter ihren Füßen weggezogen. Hinzu kommt, dass es sich um ein ›fremdes‹ Medium und meist eine fremde Umgebung handelt. Weil sie kaum rausschauen können und nur einen begrenzten Ausschnitt wahrnehmen, fällt die Orientierung oft schwer. Man sitzt sehr eng beieinander – daher haben manche Passagiere zusätzlich auch noch Platzangst. Ein Pilot ist zwar in seiner Entscheidung allein, wird aber durch den Co-Piloten unterstützt. Er fliegt in größeren Maschinen immer mit einer Crew. Busfahrern, die ihr Fahrzeug alleine steuern, vertrauen sich die Menschen eher an, weil sie mit den Füßen auf der Erde sind und an der nächsten Haltestelle aussteigen können, wenn sie wollen.

*Was passiert im Körper eines Menschen, der Angst hat?*
Sein Adrenalinspiegel geht meist hoch, und das vegetative Nervensystem übernimmt die Kontrolle. Dieser Prozess ist kaum zu beeinflussen. Erst in Ruhe oder ausgeglichener Situation fängt der Mensch sich wieder, der Spiegel pendelt sich ein. Diese Phase kann unterschiedlich lange dauern und als Hilflosigkeit empfunden werden. Wie gesagt, man kann nicht eben mal raus, wann man will!

*Kann man Flugangst behandeln?*
Es gibt einige wenige Fälle, die man nicht behandeln kann. Ich würde auf jeden Fall sagen, Menschen mit Flugangst gehören nicht auf die Couch, sondern brauchen ein intensives Training. Vielleicht würde es in manchen Fällen helfen, Rundflüge in kleinen Maschinen mitzumachen, Piloten zu befragen, um die Technik ein wenig besser zu verstehen – oder gleich den Flugschein zu machen.

*Würden Sie raten, vor dem Flug Medikamente einzunehmen, wie beispielsweise Antidepressiva?*
Auf keinen Fall Valium! Dieses Mittel sollte dem Arzt für mögliche Behandlungen während des Flugs vorbehalten sein. Wenn Sie nur mit Medikamenten fliegen können, dann bitte mit solchen auf pflanzlicher Basis. Nehmen Sie sie konsequent vor dem Flug zusammen mit Vertigoheel-Tropfen ein, denn die stabilisieren das Gleichgewicht und nehmen den Schwindel. Das ungewohnte Gefühl der Gleichgewichtsverlagerung führt zu diesem ›komischen Gefühl‹ im Solarplexus, das oft mit Übelkeit, manchmal auch Erbrechen verbunden ist. Sie sollten aber auf jeden Fall ihren Arzt fragen, zu welchem Medikament er Ihnen persönlich rät. Medikamente verändern im Flugzeug oft ihre Wirkung, u. a. wegen der anderen Druckverhältnisse.

*Sie haben einen Flugschein gemacht. Wie ist es dazu gekommen?*
Ich hatte eigentlich immer zwei Berufswünsche: Ich wollte Ärztin werden oder Pilotin. Ärztin bin ich geworden. Als ich eines Tages mit meinem Mann auf der Terrasse saß, haben wir uns darüber unterhalten, welche Wünsche wir uns noch erfüllen wollen. Mein Mann hatte den Wunsch, einmal mit dem Fahrrad nach Rom zu radeln. Das war vor fünf Jahren. Für mich war es eine Herausforderung, den Pilotenschein machen. Mein Vater ist im Krieg geflogen, was ich aber damals noch nicht wusste. Zwei Jahre habe ich mir Zeit genommen für Flugstunden und Theorie. Man muss sehr viel lernen, und ich hatte ja meine Praxis zu führen. Außerdem ist man sehr vom Wetter abhängig. Inzwischen habe ich den Flugschein und einen wunderschönen Heimatflughafen in Berlin-Strausberg. Mein Mann begleitet mich bei meinen Flügen. Er ist ein sehr guter Kartenleser und lobt meine butterweichen Landungen. Ich habe mir also meinen Wunsch erfüllt. Mein Mann ist immer noch nicht mit dem Fahrrad nach Rom gefahren …

Warum ist es gut, im Flugzeug vorne zu sitzen?
Weil bei einem Absturz der Getränkewagen noch mal vorbeikommt.

***Dr. Friedbert Pflüger, Bundestagsabgeordneter, Außenpolitischer Sprecher der CDU/CSU-Fraktion***
**Auch Vielflieger leiden!**

Ich gehöre berufsbedingt zu den sogenannten Vielfliegern. Man könnte also meinen, es mache mir nicht allzu viel aus, in Flugzeugen zu sitzen. Weit gefehlt. Es macht mir etwas aus! Vor allem Starts und Landungen. Wahrscheinlich hat es damit zu tun, dass ich bis heute nicht ganz verstanden habe, wie die riesigen, schweren Blechvögel überhaupt in die Luft kommen.

In kleinen Sportmaschinen habe ich so gut wie keine Angst. Wenn man sehen kann, was der Pilot tut, gewinnt man Vertrauen. Wenn der ruhig ist, überträgt sich diese Ruhe sofort auf mich. In großen Maschinen dagegen fühle ich mich ausgeliefert. Besonders schlimm ist es, wenn es zu Turbulenzen kommt, stürmt oder die Sicht schlecht ist. Vor 20 Jahren bin ich über dem Atlantik mal in ein schweres und langes Gewitter geraten. Mir ist, als wäre es gestern gewesen. Bei plötzlichen Böen oder Luftlöchern umfasse ich die Armlehne oder den Sitz vor mir und ernte regelmäßig ein nachsichtig-mitleidiges Lächeln der Mitreisenden.

Auch bei unvorhergesehenen Geräuschen halte ich die Luft an – etwa, wenn das Fahrwerk vor der Landung ausgefahren wird oder der Pilot Schub wegnimmt. Immer wieder ärgere ich mich darüber, dass einem die Piloten am Montagmorgen oder Freitagabend, wenn man im Flugzeug schlafen möchte, detailliert erklären, wie hoch man fliegt und dass gerade die Stadt X überflogen wird. Viel wichtiger wäre es, wenn sie bei Sturm und Turbulenzen ein wenig mehr zur Beruhigung beitragen würden. Dann aber schweigen sie und lassen uns arme Passagiere mit unseren Absturzphantasien allein.

Es ist im Laufe der Jahre besser geworden. Man reißt sich eben zusammen und versucht halbwegs souverän zu wirken. Aber …

### *Jürgen Glowacz, Unternehmer, ehemaliger Fußballprofi*
### Man weiß ja nie …

In meiner aktiven Zeit als Fußballer bin ich oft mit 18 oder 19 Leuten zu Auswärtsspielen geflogen. Das war damals für mich völlig problemlos. Ich war Teil einer Gruppe, und ich war jung. Je älter ich wurde, desto unangenehmer wurde das Fliegen für mich. Ich muss beruflich viel Langstrecke fliegen. Auf Flügen von bis zu 15 Stunden gibt's öfter mal Turbulenzen. Es passiert immer irgend etwas. Anders als beim Autofahren hat man die Situation nicht im Griff, liefert sich einem Menschen aus, den man nicht kennt und verlässt sich auf Material, von dem man nicht weiß, ob es in Ordnung ist. Das gleiche gilt für Ärzte. Man weiß nie, in welcher Verfassung sie sind. Wie oft haben wir alle schon mehr als nötig getrunken und hatten am anderen Tag einen dicken Kopf! Und der Pilot? Du weißt nicht, ob er Geldsorgen hat oder Ärger mit seiner Frau, hat er gut geschlafen, hat er überhaupt geschlafen oder ist er völlig übermüdet?

Grundsätzlich glaube ich, dass jeder Angst hat, sobald er eine Situation nicht selbst beeinflussen kann. Ich denke, Menschen sind lieber auf der Erde als in der Luft. Wenn ich meine Ziele anders genauso schnell erreichen könnte, würde ich nicht fliegen. Da das nicht geht, habe ich immer eine Kette als Talisman dabei.

> Die üppige Stewardess beugt sich über einen Fluggast: »Möchten Sie lieber Tee oder Kaffee?« Der Mann grinst sie an: »Wo ist denn der Tee drin – rechts oder links?«

*Otto Kern, Modemacher*

**Man(n) tut, was man kann**

Ich liebe kleine Flugzeuge und habe in jungen Jahren sogar den Flugschein gemacht. Fliegen war mein Hobby. In Frankreich hat es dann sogar zum Grundschein für Helikopter gereicht. Heute fliege ich nicht mehr selber. Man muss im Training bleiben, ansonsten kann es gefährlich werden. Ich verstehe jeden, der unter Flugangst zu leiden hat, denn wenn etwas passiert, endet es meist tödlich, mit anderen Worten: es ist endgültig!

Meine 25-jährige Tochter Candy hatte große Angst vor dem Fliegen, aber nur, wenn ich nicht dabei war. Selbst in kleine Maschinen ist sie sorglos eingestiegen und hatte auch nie ein Problem damit, wenn ich die Kiste geflogen bin. Da sie aber oft alleine reiste, wurde es unumgänglich für sie, einen psychologischen Flugkurs zu machen. Der hat ihr enorm geholfen.

So sehr ich kleine Maschinen mag, so ungern steige ich in Jets. Ich kann nichts tun, bin komplett ausgeliefert. Dieses Gefühl ist schrecklich und – je nach Tagesform – mehr oder weniger ausgeprägt. Ich fliege nur ›gute‹ Airlines. Da weiß ich zumindest, dass die Piloten topp trainiert sind und die Maschinen professionell gewartet werden. Auf langen Strecken kann ich sehr konzentriert arbeiten, viele Entwürfe und kreativen Ideen, die später umgesetzt wurden, sind zwischen Himmel und Erde entstanden. Bei Kurzflügen lese ich grundsätzlich eine Tageszeitung.

Als Vielflieger erlebt man natürlich Mitreisende, die Angst haben und es auch zeigen. Ich versuche mich dann als Wohltäter, indem ich versuche, sie zu beruhigen und ihnen die Sicherheit eines Flugzeugs zu erklären.

Vor einiger Zeit bin ich mit Freunden in einer kleinen Maschine von St. Bartolome nach Guadeloupe gejettet – und der Pilot hat sich verflogen. Man kann sich vorstellen, dass meine Freunde das nicht sonderlich witzig fanden. Also bin ich kurzerhand eingesprungen. Wir haben dann den richtigen Flughafen gefunden und sind sicher gelandet. Man(n) tut eben, was man kann.

## ALLES SCHON VORGEKOMMEN!

**Flugangst macht sich nicht selten im Zusammenhang einschneidender Lebensereignisse bemerkbar: Scheidungen oder Hochzeiten, Geburten oder Todesfälle – das alles kann dazu beitragen, aus einem durchschnittlich angespannten Passagier einen waschechten Flugangsthasen zu machen. Besonders markant erscheinen in diesem Zusammenhang auch biographische Erfahrungen mit Flugzeugabstürzen, die Verwandte oder nahestehende Menschen das Leben gekostet haben. Was einmal passiert ist, so die Überlegung der Betroffenen, das kann wieder geschehen – und warum nicht auch mir?! Die hier versammelten Geschichten ziehen den Radius der Fälle ein wenig weiter: Sie handeln auch von Situationen, die für die Beteiligten derart erschreckend oder irritierend, jedenfalls aber so einprägsam gewesen sind, dass sie sie nicht mehr vergessen haben.**

### *Stephan Reichenberger, TV-Produzent*
### Alles über Deutschland

Ich bekenne mich schuldig. Schuldig des Vergehens, die Flugangst eines Mitmenschen missbraucht zu haben. Dafür bitte ich um Vergebung. Mit 13-jähriger Verspätung.

Wir schreiben das Jahr 1990. Ich war in München Producer eines öffentlich-rechtlichen Unterhaltungsmagazins mit der Mission, das Leben durchs Champagnerglas bzw. durch die dicke rote Brille seines Moderators zu betrachten. Die Münchner Spaßgesellschaft konnte oder wollte es kurz nach dem Fall der Mauer kaum fassen, dass der Nabel der Welt über Nacht von der Isar an die Spree gerückt war.

München feierte weiter sich selbst, während Helmut Kohl die Nation auf blühende Landschaften rund um Berlin einstimmte. Eine Welle des nationalen Pathos wogte durch die Medien. Politik und Presse im Einheitsrausch. Ein täglich erscheinendes Boulevardblatt rahmte seine Titelseiten in Schwarzrotgold. Weltstars überboten sich mit Gratiskonzerten am Brandenburger Tor. Das Allerletzte, womit man sich in solchen großen Zeiten medial zu Wort melden darf, ist Ironie, die damals unverzichtbares Markenzeichen unserer kleinen Zeitgeistshow im Nachtprogramm der bald gesamtdeutschen ARD war.

Also beschlossen wir, die Wiedervereinigung mit einem historischen, megaironischen Direktflug von Berlin nach München vorwegzunehmen. An Bord sollte ein ungarischer Stehgeiger mit dem Deutschlandlied für politisch korrekte Stimmung sorgen. In Ungarn hatte ja alles angefangen mit der Freiheit. Außerdem hört man einem Geiger naturgemäß nicht an, welche Strophe unserer Nationalhymne er gerade spielt. »Alles über Deutschland« lautete nämlich der Arbeitstitel der geplanten Luftnummer.

Fliegen mit einer regulären Airline war damals unverschämt teuer. Unser Benzingeld (Fernsehgebühren!) reichte gerade mal für Start und Landung vom Augsburger Flughafen, inklusive 30 Minuten Rundflug. Aus Kostengründen mussten wir uns mit der einmotorigen Sportmaschine eines Journalistenkollegen bescheiden. Darin waren unterzubringen: Pilot, Moderator, Kameramann, Tonassistent, Redakteur und Musikus. Der Stehgeiger wurde aus Platzgründen zum Sitzgeiger erklärt. Immherhin trieb die Redaktion über Nacht einen echten Ungarn auf, einen Musikstudenten mit Augen wie angelutschte Malzbonbons. Sein Name ist mir entfallen, seine Augen sehe ich noch heute vor mir: wie sie sich in panischem Entsetzen schlagartig zu schwarzen Löchern weiteten, als wir ihn übers Rollfeld zu einer startbereiten Turboprop vom Typ Malibu Mirage eskortieren.

Unser Pilot trägt Knickerbockers, Lederjacke und ein breites Grinsen. Ruppiger Märzwind zieht breite Furchen durch sein schütteres Haar. Ungarn schüttelt heftig den Kopf. »Nix fliegän«, stammelt der Pußta-Sohn, »Musik nur am Boden!« Wie bitte? Allgemeine Fassungslosigkeit. Die Redaktion, stellt sich heraus, hat ihn am Telefon lediglich über die zu spielende Melodie informiert, den Rest würde er vor Ort erfahren. Vor Ort steht nun das Fernsehteam bereit. Die Uhr läuft. Doch unser Mietgeiger verweigert das Boarding. Der Pilot rollt die Augen nach oben. Am weißblauen Himmel zieht eine Kaltfront niedrige Kumuluswolken hinter sich her. Bald wird es ziemlich ungemütlich für ein Kleinflugzeug.

Was nun? Das Ganze abblasen? Zu teuer und zu peinlich für alle Beteiligten, vor allem für den Producer. Am Boden drehen? Kameratechnisch unmöglich, vor allem aber ohne historisch-ironische Fallhöhe. Aussichtslose Lage. Das sind die Augenblicke, in denen ein TV-Producer ungeahnte kriminelle Energien in sich entdeckt und binnen Sekunden freisetzt. Ich ziehe mir den Panikmusiker auf die Seite und schwadroniere gestenreich von den Völkern der Welt, die jetzt gerade auf uns schauen und auf das Lied der Deutschen warten, zum Vortrag gebracht on air von einem freiheitsliebenden Magyaren. Das sündhaft teure Flugzeug sei extra für sein großes Solo aus Berlin gekommen. Unmöglich, jetzt alle nach Hause zu schicken. »Wollen Sie alle arbeitslos ...?« Der Rest geht unter im Startgeräusch einer Twin Otter. Gespannte Stille. Alle Augen richten sich auf Ungarn. Bleich, wortlos, den Geigenkasten fest umklammernd, zwängt sich der Nachwuchsprimas in die Passagierkabine, vermeidet jeden Blick aus dem Fenster und bittet Gott um ein Veto aus dem Tower. Minuten später heben wir ab.

Die folgende halbe Stunde beginnt mit vergeblichen Versuchen des Piloten, seine Maschine trotz heftiger Böen so zu stabilisieren, dass unser Kameramann, rückwärts auf dem Sessel knieend, fernsehtaugliche Bildausschnitte vom musikalischen Programm über Augsburg erhaschen kann. Wenige Zentimeter vor dem Weitwinkelobjektiv bemüht sich der völlig verkrampfte Solist um schulmäßige Haltung von Körper und Instrument, wobei er entweder die Bogenspitze gegen das Bordfenster oder seinen Ellenbogen mir, seinem Sitznachbarn und Dirigenten, in die Seite rammt. Auf- und Abstrich werden vom gegenläufigen Auf und Ab der Turboprop immer wieder hart aus der Bahn geschleudert. Den Generalbass des Propellers überlagert ein Kratzgeräusch im Diskant, jammernd, jaulend, der passende Soundtrack zum Gesichtsausdruck seines

Erzeugers. Ich hebe den Daumen und signalisiere hundertprozentige Begeisterung.

So geht das eine ganze Weile. Der Kameramann ist nicht zufrieden. Denn er hat den Auftrag, hoch oben den Geiger und tief unten das vereinigungsbereite Deutschland in einer Weitwinkeleinstellung zu drehen. Das wäre schon bei Windstärke Null nicht leicht gewesen. Bei Böen bis 40 Knoten wird es zur akrobatischen Nummer. Aber nach einer knappen halben Stunde Achterbahn winkt das Glück. Der Flieger liegt für Sekunden wie ein Brett in der Luft. Das Rotlicht der Kamera blinkt auf. Ich gebe den so-und-sovielten Einsatz. Anschwellender Saitenklang. Melodie der Einheit. Ergriffenes Lauschen. Grenzenlose Freiheit über den Wolken, zum Greifen nah.

In diesem historischen Augenblick fallen Tropfen auf die Violine. Milchig weiß, vereinigen sie sich zum Rinnsal, das den jäh wieder einsetzenden Fliehkräften folgt. Deutschland blüht gerade im Glanze dieses Glückes, als säuerlicher Geruch sich in der Kabine ausbreitet. Ich brülle in mein Headset: »Eine Tüte, schnell!« Ungarn kapituliert. »Sorry, hab' keine dabei!«, quäkt die Stimme des Piloten zurück. Ich bringe gerade noch die Geige ins Trockene und reiche dem sich Krümmenden das einzige verfügbare Stück Papier: die Boulevardzeitung vom Tage. Dann geht es los. Volles Programm. Drehschluss. Als wir landen, lächelt Ungarn tapfer. Ich schlage die Augen nieder auf das feuchte, schwarzrotgold umrahmte Päckchen in meinen Händen und schäme mich. Kaum etwas von dem, was der Kameramann im Kasten hat, findet Eingang in unser Magazin.

Seitdem beschleicht mich immer wieder ein ganz und gar unironisches Gefühl, wenn das Fernsehen die bewusste Melodie mit Luftaufnahmen von Deutschland sendet. Säuerlicher Geruch steigt mir in die Nase. »Einheitsbrei«, denke ich – und hoffe, dass ich irgendwann doch noch die Gelegenheit bekomme, mich persönlich bei Ungarn zu entschuldigen. Bis dahin bleibt mir nichts als eine grenzenlose Milde gegenüber Menschen mit Flugangst.

## Das Brautkleid

*Es ist mal wieder so weit: wir fliegen an die Côte d'Azur. Lilian liegt wie immer schon einen Abend vorher im Wohnzimmer auf der Couch und zittert. Ihre Koffer sind längst gepackt, während ich meinen ja immer erst in letzter Minute packe – in der Hoffnung, doch nicht fliegen zu müssen. Lilian fängt schon wieder an: »Das Wetter wird immer schlechter. Ruf' doch bitte noch mal beim Flughafen an, ob die morgen überhaupt fliegen!« Das war keine Beschäftigungstherapie, das war das Vorspiel zu einem Mord. »Du machst mich jeck, Lila!« »Hör auf, ich will nicht ans Fliegen denken!« »Du willst eine Freundin sein …!« So geht das den ganzen Abend, bis eine von uns beiden auf ihr Zimmer marschiert und die Tür zuknallt. So geht es immer, wenn wir gemeinsam fliegen.*

*Wir besteigen das Flugzeug und warten. Irgendwann sagt Lila zur Stewardess: »Kann ich was helfen? Ist der Kapitän schon da? Was ist denn los?« »Keine Sorge, es ist nichts«, sagte sie. Und Lilian beschwert sich bei mir, warum ihr um Himmels Willen keiner Auskunft gibt. Übrigens würde sie jetzt aussteigen, da sie wisse, dass etwas nicht O. K. sei. In diesem Moment tönt es aus den Lautsprechern: »Verehrte Fluggäste, willkommen an Bord, bitte haben Sie noch etwas Geduld, es fehlen noch zwei Passagiere.« – Das müsste uns mal passieren, denke ich. Auf uns warten die nie! In dem Moment kommt ein Mann in einem Smoking zur Tür herein, und eine wunderschöne Braut hinter ihm. Alle fangen an zu klatschen. Das Paar setzt sich in die erste Reihe. Die Braut hat alle Hände voll zu tun, ihr voluminöses Kleid zu sortieren, um sich anschnallen zu können. Lilians Kommentar: »Das ist doch mal wieder typisch Mann. Kaum hat er sie an die Kette gelegt, geht er vor, statt seine Frau zuerst in den Flieger einsteigen zu lassen und ihr mit dem Kleid zu helfen.« »Lila«, sag' ich, »der hat doch das Handgepäck gehabt, und vielleicht ist er ja auch nervös …!«*

*Wir fliegen in 10 000 Metern Höhe, und Lilian hat nichts zu tun. Das ist nicht gut. Sie muss beschäftigt werden. Mein Vorschlag, sie solle doch schon mal aufschreiben, was wir alles sehen oder unternehmen wollen, gefällt ihr nicht. Unterdessen hat sich die Braut aus ihrem Gepäck eine Jeans und ein T-Shirt geholt und ist zu den Stewardessen nach vorne gegangen. Der Vorhang wurde geschlossen. Lilian steht auf, um zu sehen, was die beiden machen. Es dauert ungefähr fünf Minuten, bis sie wiederkommt: »Marion, hast Du vielleicht eine Schere dabei, oder kannst Du mal helfen? Die Braut will ihr Kleid ausziehen und das geht nicht auf. Der Reißverschluss klemmt.«*

*Das war was für mich! Ich hab schon als Kind gerne die Brautkleider für meine Barbiepuppen genäht! Ich schaue mir den Reißverschluss an. Tatsache – der ist so eingeklemmt, man würde das Kleid nur kaputt machen oder ein Loch reinreissen. Mein Vorschlag ist also, den Reißverschluss vom Kleid zu trennen, damit dann ein Schneider später alles wieder richtig machen kann, ohne dass das Kleid beschädigt wird. Alle sind einverstanden. Ich krabbel unter die Braut und beginne im Innern des Kleides vom Hintern an die Naht am Reißverschluss aufzutrennen. So ein Reißverschluß ist lang – elend lang. Es dauert, und die Braut heult, weil ihr der ganze Stress langsam zu viel wird. Jetzt fängt Lilian auch an zu heulen. Stewardess Nr. 1 heult ebenfalls. Die Piloten müssen gedacht haben, es seien Wölfe an Bord.*

*Plötzlich gibt es einen Ruck, die Maschine sackt kurz ab. Es war eigentlich nicht so schlimm – nur, Lilian schreit jetzt! Ich krieche unter der Braut hervor. Doch dann tut Lilian etwas, das die Stewardessen gar nicht gut finden. Sie macht die Tür zum Cockpit auf und flennt die Piloten an: »Was passiert denn?, stürzen wir ab?, ich will nicht sterben!, warum hilft uns keiner …?« Eine Stewardess zieht sie aus der Kabine und schiebt sie auf ihren Sitz. Ich fuchtele mit der Schere rum: »Seien Sie doch nicht so grob, die hat doch nur Angst!« Die Braut, inzwischen aus ihrem Kleid befreit, zieht sich bei geöffnetem Vorhang ihre Hose an. Die männlichen Passagiere fangen an zu pfeiffen und zu klatschen, denn sie trägt keinen BH. Es ist das reinste Chaos!*

*Ich sitze wieder neben Lilian und beruhige sie. Der Bräutigam schüttelt unaufhörlich den Kopf und streichelt seiner Braut die Haare. Die Stewardessen beginnen mit dem Service. Nach einiger Zeit ist die Normalität wieder hergestellt. Dann öffnete sich die Cockpittür, und der Kapitän tritt heraus. Er kommt auf uns zu, hebt den*

*Zeigefinger Richtung Lilian und sagt: »Junge Frau, machen Sie so was nie nie wieder, hören Sie? Ich verstehe, dass sie Angst haben. Aber die ist unbegründet. Wir haben keine Probleme, sie können ganz ruhig sein. Gehen Sie nie wieder ungebeten in ein Cockpit. Versprechen Sie mir das?«*

*Lila schaute auf wie zu einem riesigen Gorilla, der verspricht, sie nicht zu verspeisen, wenn sie lieb ist und antwortet: »Ich verspreche, dass ich das nie nie wieder tun werde …!« Der Kapitän geht, und Lilian fügt leise hinzu »… in diesem Flugzeug!« – Bedankt hat sich die Braut übrigens nicht. Lilian meint, die Ehe würde sowieso nicht halten.*

### *Ines Klemmer, Queen of the World 1993*
### Nicht ohne Henry!

Ich fliege seit Jahren durch die ganze Welt – und das ohne Angst. Es sei denn, man nimmt mir meinen Gartenzwerg Henry weg. Henry und ich sind beim Fliegen eine Einheit. Wenn er dabei ist, weiß ich, dass mir nichts passieren kann. Ohne ihn würde ich niemals in ein Flugzeug steigen, er ist mein Garant für's Überleben.

Henry ist ein ganz gewöhnlicher Zwerg, den ich in einem Vorstadtgarten in Dresden entdeckt habe. Wie er da so vor mir stand, wusste ich: das wird ab heute mein Talisman beim Fliegen! Ich habe dann bei den Leuten geklingelt und ihnen gesagt, dass ich ihnen den Zwerg gerne abkaufen würde. Aber sie waren so nett, ihn mir zu schenken.

Ich transportiere Henry immer in einer Plastiktüte als Bordgepäck. Und wenn ich dann endlich sitze und die Tür zugeht, nehme ich ihn heraus und küsse ihn. Ich küsse ihn beim Fliegen unentwegt. Meine Platznachbarn lachen meistens, verstehen aber, dass mich die Knutscherei beruhigt. Zugegeben: Sobald ich gelandet bin, finde ich mein Verhalten ausgesprochen albern. Aber ohne Henry hebe ich nicht ab!

## *Carlo von Steinfurt, Sänger der Gruppe Geier Sturzflug*
## Ich und mein Holz

Lange Strecken fahre ich nicht so gerne mit dem Auto. Ich nehme lieber den Zug, weil ich da lesen kann. Im Flugzeug geht das nicht. Denn dazu braucht man beide Hände, und im Flugzeug habe ich nur eine Hand frei. Ich habe nämlich Flugangst. Und wenn ich fliege, dann nur mit einem Stück Holz in der Hand. Eine Freundin von mir hat mich schon gefragt, ob das ein Beißholz sei. Ja, zur Not auch das. Zudem ist es Glücksbringer, Schweißabsorbator und »Knock on wood«. Auch wenn ich weiß, dass eigentlich nichts passieren kann – der Gedanke daran ist immer in meinem Kopf.

Mein Vater hat die Wolken geliebt. Er war Segelfluglehrer. Als ich 16 Jahre alt war, habe ich ohne meine Eltern Urlaub auf Norderney gemacht. Mein Vater hat mich dort besucht, ist aber nur einen Tag geblieben. Er hat den Himmel gesehen und wollte sofort wieder fliegen. Er ist dann zu so einem Flugtag geflogen und hat dort ein neues Segelflugzeug vorgeführt. Das war ein schnelles Modell, er musste die Landebahn sehr früh und ziemlich tief anfliegen. Da ist er gegen eine Stromleitung gekommen und abgestürzt. Ich habe während meines Urlaubs aus der Zeitung davon erfahren. Auch wenn ich nicht dabei gewesen bin: ich denke, dass diese Geschichte der Auslöser für meine Höhenangst war. Mein Vater hätte mich für verrückt erklärt. Für den war Fliegen das größte Glück. Und sein Sohn kann noch nicht mal auf die oberste Sprosse einer Leiter steigen! Die einzige Höhe, die ich verkrafte, ist die der Bühne.

Zu manchen Auftritten muss ich fliegen. Dann buche ich einen Gangplatz. Bloß nicht am Fenster. Und dann hoffe ich immer, dass ich die ganze Reihe für mich alleine habe – ich und mein Holz. Für die Leute neben mir muss das doch unangenehm sein. Ich rede nicht, ich schwitze vor mich hin. Dann fange ich an zu summen. Besonders gerne unsere großen Hits »Die pure Lust am Leben«, die ich mir trotz alledem nicht nehmen lasse, oder »Wir steigern das Bruttosozialprodukt«. Ich will nicht abstürzen und sterben, ich muss doch noch so viele Hits schreiben! Mit meinen knapp zwei Metern Körpergröße bin ich ein ziemlich großer Vogel, vermutlich der einzige

Geier, der Angst vorm Fliegen hat und seine Beine nicht ausstrecken kann. Und wenn, stolpern die Leute drüber. Manchmal glaube ich, ich bin der einzige im Flieger, der Angst hat.

Passiert ist übrigens nie etwas. Ich habe mir einen Satz meiner Mutter zu meinem Lebensmotto gemacht. Sie hat immer gesagt: »Junge, denk' dran – immer einen Fluchtweg offen lassen!« Nur, wie das in einem Flugzeug gehen soll, hat sie mir nicht verraten …

## *Prinz Georg Friedrich von Preußen*
## »Preußenadler« (1)

Flugangst? Glücklicherweise habe ich damit kein Problem. Ich könnte mir sogar vorstellen, selbst den Pilotenschein zu machen. Damit würde ich einer Familientradition folgen. Mein Großvater Prinz Louis Ferdinand von Preußen hatte bereits Anfang der zwanziger Jahre die Pilotenprüfung bestanden und sogar im Management einer deutschen Fluggesellschaft gearbeitet. In den Anfangsjahren des Zweiten Weltkrieges war er als Ausbilder für Blindflüge eingesetzt worden. Nach dem Krieg hatte er sein eigenes einmotoriges Flugzeug, den »Preußenadler«. Auch mein Vater hatte den Pilotenschein gemacht, und ich war schon als Baby mit an Bord. Mein Großvater flog selbst mit großer Begeisterung bis zu seinem 79. Lebensjahr. Begleitet wurde er von seinem Fahrer, der dann die Aufgabe des Co-Piloten übernahm. Bei einem dieser Flüge war Hans Meiser mit an Bord, was für ihn allerdings zu einem unvergesslichen Erlebnis wurde. Davon soll er aber selbst erzählen.

## *Hans Meiser, TV-Moderator*
## »Preußenadler« (2)

Es muss im September 1987 gewesen sein, als ich das erste und letzte Mal im meinem Leben Flugangst hatte. Damals produzierten wir eine Sendung mit dem Titel »Kronen, Könner, Kavaliere«, in der wir 45 Minuten lang prominente Persönlichkeiten des öffentlichen Lebens in ihrem Umfeld vorstellten. Die Redaktion hatte beschlossen, einen Beitrag über den Chef des Hauses Hohenzollern, Prinz Louis Ferdinand von Preußen, einem Enkel des letzten deutschen Kaisers, zu drehen. Also fuhr die kleine Crew, bestehend aus Kameramann, Tonmann und mir auf den Wümmehof, dem damaligen Familiensitz der Hohenzollern in der Nähe von Bremen.

Es herrschte »Kaiserwetter«. Herzlich begrüßte uns Prinz Louis Ferdinand, ihm zur Seite stand sein Fahrer Manfred. Kaiserliche Hoheit, so wurde der Chef des Hauses Hohenzollern angesprochen, setzte sich ans Klavier und spielte, wir tranken Kaffee, die Atmosphäre war entspannt. Unser Kameramann Adam Musialik (inzwischen technischer Direktor von RTL), stammt ursprünglich aus Polen, einem kleinen Ort, in dem die Hohenzollern vor dem Ersten Weltkrieg Besitztümer hatten. Dies gab Anlass für interessanten Gesprächsstoff.

Ein Grund unseres Besuches bestand darin, mit dem Chef des Hauses, der als begeisterter Pilot bekannt war, zu fliegen. So fuhren wir gemeinsam zum Flugplatz Ganderkesee, wo die Maschine des Prinzen stand. Der in schwarzen Lettern angebrachte Name des Flugzeugs wies auf den Besitzer hin: »Preußenadler«. Wie erwartet setzte sich der Prinz persönlich an den Steuerknüppel und machte die Maschine startklar. Dabei gebe ich zu bedenken: Der Pilot stand damals kurz vor seinem 80. Geburtstag! Den Sitz des Co-Piloten nahm Prinz Louis Ferdinands Fahrer Manfred ein, wir selbst saßen hinter beiden auf den Rücksitzen. Beim Rollen auf die Startbahn bat unser Kameramann, mit Manfred Platz tauschen zu dürfen, um vom Vordersitz aus bessere Aufnahmen machen zu können. Doch dieser Bitte wurde nicht entsprochen. »Normalerweise liebend gern, Herr Musialik«, entgegnete Prinz Louis Ferdinand, »aber Manfred muss vorne sitzen. Man weiß ja nie, was in meinem Alter so passieren kann.« Dieses Argument erschien im ersten Moment so einleuchtend wie beruhigend – bis Adam Musialik nachfragte: »Hoheit, kann Manfred denn fliegen?«, worauf unser Pilot erwiderte: »Ob er fliegen kann, weiß ich nicht. Aber zumindest das Landen habe ich ihm beigebracht.« Man wisse ja schließlich nie …

Den ganzen Flug über war meine große Sorge, dass Kaiserliche Hoheit – und somit auch wir – den Flug unbeschadet überstehen mögen. Dies erwies sich als unbegründet: Der rüstige Prinz erwies sich als ausgezeichneter Pilot, flog souverän und verstand es, mit dem »Preußenadler« umzugehen. Zurück auf dem Boden, machte ich dennoch drei Kreuze. Übrigens: das Portrait wurde ein voller Erfolg und zählt zu meinen schönsten Erinnerungen an diese Zeit.

## *Nadine Dehmel, Schauspielerin*
## Schalter im Kopf

Ich hatte nie Flugangst – bis vor einigen Jahren mehrere Maschinen in kurzen Abständen von drei oder vier Wochen hintereinander abgestürzt sind. Damals fing alles an und hat sich mit der Zeit sogar gesteigert. Anfangs hatte ich nur Angst beim Start, heute permanent. Transatlantische Flüge sind für mich besonders hart, denn ich stehe pausenlos unter Angststress und weiß nicht wohin mit mir. Neuerdings versuche ich es mit schallend lauter Musik aus den Kopfhörern, was nicht besonders hilft und meine Sitznachbarn auch nicht erfreut.

Meine Angst ist riesengroß. Wenn ich weiß, dass ich fliegen muss, trieft mir der Schweiß aus den Händen. Ich denke nicht, dass wir aus technischen Gründen oder wegen menschlichem Versagen abstürzen, ich denke pausenlos daran, dass vielleicht eine Bombe an Bord ist und alles explodiert. Ich denke auch nicht, dass wir entführt werden, sondern dass das Flugzeug einfach auseinander bricht. Wenn im Fernsehen Flugzeug-Katastrophenfilme laufen, schalte ich sofort um. Das ist das Grauen für mich, denn sofort übertrage ich die Bilder auf meinen nächsten Flug und sage ihn dann – wie schon so oft – garantiert ab.

Ich bin drei Jahre lang nur Zug gefahren, weil ich richtig Todesangst vorm Fliegen hatte. Beruflich musste ich dann für »Gute Zeiten, schlechte Zeiten« häufig jetten. Da hatte ich keine andere Wahl mehr, als in die Flieger einzusteigen. Aber jedes Mal ist mir fast übel geworden vor Angst. Wenn es ruckelt, suche ich sofort den Blickkontakt zu den Stewardessen und lasse sie nicht mehr aus den Augen. So lange sie ruhig bleiben, gerate ich wenigstens nicht in Panik. Ich muss vorne sitzen und am Gang. Ich will da gar nicht rausschauen, ich will nichts sehen und nichts hören ...

Übrigens glaube ich fest an Flug-Talismane, die habe ich immer mit an Bord: einen amerikanischen College-Ring, ein Glücksschweinchen, weiße Kniestrümpfe, eine bestimmte Haarbürste, einen roten und einen blauen Schnürsenkel, einen kleinen Stoffhasen, zwei Sonnenbrillen und noch einiges mehr. Mein Handgepäck wächst von Jahr zu Jahr, denn ohne meine Glücksbringer würde ich noch nicht einmal zum Eincheck-Schalter gehen. Mir ist durchaus bewusst, dass das Unsinn ist. Aber ich bin hilflos und weiß einfach nicht, wie ich die Angst sonst bewältigen soll.

Seit es Billigflüge gibt, gebe ich mir immer einen Ruck und buche, was das Zeug hält. Zu solchen Preisen nach Rom, Paris oder London fliegen zu können, darf man sich doch nicht entgehen lassen. Doch kaum habe ich die Buchungs-Bestätigung, sage ich wieder ab. Ganz nach dem Motto: Ist ja nicht so schlimm bei 20 oder 30 Euro. Das geht auf Dauer ordentlich ins Geld. Ich arbeite gerade daran, es einfach sein zu lassen. Auch Dumpingpreise scheinen mein Problem nicht lösen zu können. – Ich warte einfach darauf, dass der Schalter in meinem Kopf wieder umspringt, ich zumindest einen Teil meiner Talismane zu Hause lassen kann und irgendwann wieder zu denjenigen gehören werde, die keine Flugangst haben. Große Hoffnung habe ich allerdings nicht!

### *Sandy, Sängerin der Popgruppe No Angels*
### Kein Auftritt ohne Flug

Als aus der unbekannten Sandy ein Mitglied der Superband No Angels wurde, war ihr klar, dass dies auch der Beginn einer Vielflieger-Karriere werden würde. Sandy hatte extreme Flugangst. Die Anzeichen dafür konnte ein Außenstehender nicht feststellen. Es gab nie einen Talisman oder gar Rituale. Sandy wird in sich gekehrt und spricht nicht mehr.

Sie ist von Anfang an offen mit der Angst umgegangen, hat es gesagt und im Besonderen das Management darauf hingewiesen, dass sie in keine kleinen Maschinen einsteigen möchte.

Dennoch wurde sie therapiert. Mit eigenem Zwang gegen die Angst! Sie nötigte sich selbst, zu fliegen – es gab aufgrund der zahlreichen Auftritte im In- und Ausland keine andere Möglichkeit.

Ein Wendepunkt war dabei der ›Einsatz‹ der No Angels im Kosovo. Mit einer Trans Al Maschine, die nur mit Notsitzen ausgestattet war, wurde der Flug zum Auftritt absolviert. Zusätzlich gab es einen Hubschrauberflug an die Front.

Nach diesen Erlebnissen hat Sandy ihre Angst – fast – verloren, fühlt sich in großen Maschinen sicherer und sehr wohl – was bleibt, ist das mulmige Gefühl bei kleinen Hoppern.

### *Gabriele Hermani, Journalistin und Buchautorin*
### *Not my business*

Fliegen war noch nie mein Ding. Aber zur Überwindung größerer Strecken ist es leider unentbehrlich. Wer unter zwanghafter Kontrollsucht leidet, ist fest davon überzeugt, dass die einzig ›sichere‹ Art zu fliegen nur die sein kann, das Personal im Cockpit zu beaufsichtigen. Die landläufige Vorstellung, als normaler Passagier dürfe man dort höchstens mal mit Kindern rein, war – bis zum 11. September 2001 – schlicht falsch. Ich erinnere mich an einen Flug, bei dem schon wenige Minuten nach dem Start der Co-Pilot aus dem Cockpit trat, den Gang auf und ab lief und auf mein angespanntes Zittern aufmerksam wurde. Seine therapeutische Ausbildung ließ ihn eine Einladung ins Cockpit aussprechen, wo man mir überzeugend vor Augen führte, dass eigentlich der Autopilot das Flugzeug fliegt, während sich die Piloten dem Passagiergespräch widmeten. Es ging mir im Cockpit besser, viel besser. Der Brechreiz ließ nach, das Zittern hörte auf, die Gedanken kreisten nicht mehr unablässig um den erwarteten Notfall. Ich beschloss, künftige, nicht abzuwendende Flüge nur noch im Cockpit zu absolvieren.

Die wenigsten Flugängstlichen haben wirklich mal eine Notfallsituation erlebt. Ihre Ängste gründen eher auf Nichtwissen. Ich bin eine Flugängstliche mit Notfallerfahrung. Das stand sogar in einer großen deutschen Boulevard-Zeitung (seitdem weiß ich, dass alles, was in dieser Zeitung steht, stimmt!): Es muss 1994 gewesen sein, als mich mein letzter Anfall von Fernweh übermannte. Ich tauschte den langen deutschen Winter gegen den australischen Sommer ein – einen der heißesten der australischen Geschichte, wie sich herausstellen sollte. Auch in diesem Jahr brannte das gesamte Buschland rund um Sydney ab. Der Himmel war schwarz von Rauch. Also hieß es: Fenster schließen und möglichst die Stadt verlassen – natürlich auf dem Luftweg.

Die Rückreise war durch häufige Zwischenlandungen gekennzeichnet. Schon im Anflug auf Bangkok, wo noch Passagiere aufgenommen wurden, rasselte das rechte Triebwerk wie verrückt, so dass ich (als Kennerin von Flugzeuggeräuschen) schnurstracks ins Cockpit marschierte, um meine Entdeckung zu melden. Der Pilot, ein pensionierter Australier, der sich noch ein paar Dollar dazuverdiente, dankte höflich und gab mir zu verstehen, dass das nun wirklich nicht »my business« sei. Im übrigen habe er schon die »letzten Krücken« nach unten gebracht.

Also bitte – Passagiere rein, Tür zu und los. In etwa 1000 Metern Höhe legte sich der Jumbo, der mit der Nase schräg in den Himmel zeigte, zuerst auf die linke, dann auf die rechte Seite. Einige Leute schrieen, weil sie etwas sahen, was ich nicht sah: Das rechte Triebwerk brannte lichterloh! Während der folgenden 20 Minuten rechnete ich damit, dass dies das Ende sei. Aus dem Cockpit hörte man nichts, nichts Beruhigendes, nichts Aufregendes, einfach nichts. Nach etwa 25 Minuten kam dann die lapidare Durchsage des kriegsgestählten Australiers: »Ladies and Gentlemen, as you may have recognized, we have had a little engine problem.« Er ließ mehrere tausend Liter Kerosin über Bangkok ab. Und dann sind wir notgelandet.

Als der Flug am nächsten Morgen mit einer Austauschmaschine

weiterging, meinte der Passagier neben mir: »Machen Sie sich keine Sorgen, rein statistisch passiert Ihnen so etwas nie wieder.« Ich fahre seither trotzdem lieber mit dem Zug.

### »Das verstehe ich!«

*Es war meine erste Auslandsreise mit Bundeskanzler Gerhard Schröder als Parteisprecherin. Es sollte nach London gehen. Vor der Abreise habe ich die Rede, die der Kanzler – in seiner Funktion als Parteivorsitzender – bei Tony Blair halten sollte, an die Agenturen gegeben. Alles mit dem Vermerk: »Es gilt das gesprochene Wort«. Ich hatte schon die Türklinke in der Hand, um die Parteizentrale zu verlassen, als mich eine Mitarbeiterin zurückrief: »Das Kanzlerbüro ist am Telefon. Ob du die Rede schon rausgegeben hast. Die soll nicht raus.«*

*Oha, da war ich wohl zu schnell gewesen. Ich hätte noch locker zwei Stunden Zeit gehabt und wäre auch rechtzeitig zum militärischen Teil des Flughafens gekommen, aber ich hatte die Rede so schnell rausgeschickt, weil ich dachte, sie könne raus und weil meine Flugangst mir zu viel Zeit vor einem Flug raubt. Ich kann mich zwei Stunden vor dem Abflug nicht mit solchen Dingen beschäftigen. Also sehe ich zu, dass ich alles vom Tisch habe, was mich von der Konzentration auf den bevorstehenden Flug ablenken könnte. Und das war nun mal leider Gottes diese Rede zur Vorstellung des sogenannten Schröder-Blair-Papiers. Eine wichtige Rede, das steht außer Frage, auch eine wichtige Reise. Aber es war zu spät. Also dachte ich: »Es ist eh' zu spät, und vielleicht sagt er ja nichts.«*

*Ein frommer Wunsch. Zwei Stunden später bestieg ich das kleine Flugzeug der Bundesregierung, eine Boeing. Man muss sich das so vorstellen: Wenn man reinkommt und nach links schaut, sind Zweierreihen, davon die ersten beiden Reihen gegenüberliegend mit einem Tisch dazwischen. Rechts gibt es nur Einzelsitze, davon die ersten beiden ebenfalls gegenüberliegend. Bundeskanzler Schröder setzte sich rechts in den zweiten Sitz. Wir waren eine kleine Crew, denn es war ja ein Parteitermin. Als der Sicherheitsbeamte des Kanzlers an mir vorbei ging, nickte er mir zu und zog die Stirn in Falten. Das war ein Zeichen, dass irgend etwas nicht stimmte. Der Persönliche Referent des Bundeskanzlers saß mir gegenüber. Er war immer sehr freundlich, stets gut gelaunt. Aber jetzt schien er mir irgendwie gestresst zu sein. »Wahrscheinlich«, dachte ich, »gibt es viel zu tun.«*

*Während des Startvorgangs fragte mein Chef in einem sehr bestimmten und scharfen Ton: »Warum ist die Rede raus?« und »Wie kann das passieren?« Und … und … und … Ich habe, glaube ich, versucht, etwas zu antworten, kam aber irgendwie nicht durch. Die Antwort blieb gleichsam auf meiner Zunge hängen. Wie sollte ich diesem Mann, der mir eine ernsthafte Frage stellte und obendrein mein Chef war, sagen, er möge mich jetzt bitte in Ruhe lassen? Meine Gedanken kreisten um andere Fragen: Wo ist hier der Fallschirm? Ich will raus! Ich halt das nicht aus! Wir stürzen gleich ab! Dann habe ich mir ein Herz gefasst und gesagt: »Ich habe Flugangst!« Das Grollen, dass ich zuvor vernommen hatte, war nun plötzlich nicht mehr zu hören. Stattdessen eine ruhige, fast besänftigende Stimme: »Das verstehe ich!« Und Ruhe war im Karton.*

*Während der restlichen Flugzeit habe ich überlegt, wie es später weitergehen würde. Ich malte mir aus, mein Chef würde sagen, dass ich ab jetzt nicht mehr mitfliegen dürfe – wegen der Angst. Ich dachte, eigentlich bist Du ja nicht voll einsatz-, weil unzurechnungsfähig. Ob auch der Kanzler Flugangst hat …?*

*Dann der große Moment – Downing Street 10. Du kommst in dieses wirklich beeindruckende Haus. Der Bundeskanzler und sein Gastgeber stehen nebeneinander und verschwinden dann in einen anderen Raum. Ich selbst verschwand dort hin, wo der Kaiser zu Fuß hingeht, eine Etage tiefer. Dicker Teppich, Blümchentapete und Holzklobrille. Der übliche Ablauf nach einer Landung: Ich halte meine Arme in kaltes Wasser, und dann ist es wieder gut. Die Hitze weicht aus dem Körper, und die Flugangst ist vorbei.*

*Es ging alles ganz schnell. Der Gastgeber hielt eine Rede, mein Chef hielt eine Rede – und siehe da: sooo abweichend war sie gar nicht. Danach noch Gespräche mit Journalisten, Interviews mit Reportern, Hände schütteln und ab geht die Post zum Flugplatz. Hört sich alles easy an, aber der Tag war für alle Beteiligten schon recht anstrengend. Ergo saßen wir ziemlich abgeschlafft im Flieger. Ich wieder auf meinem Platz am Tisch, mein Chef neben mir. Beim Start schaute er mal kurz rüber zu mir, nickte mir zu, ob alles O. K. sei. Ich wollte ihn eigentlich noch fragen, ob er das Gefühl der Flugangst kennt, aber da war er auch schon eingenickt. Irgendwann hat er dann mal erzählt, dass er vor vielen Jahren auch nicht gern geflogen ist.*

### *Jürgen Röber, Fußball-Trainer*
### Wetten, dass …?

Fliegen ist für mich mit einem unguten Gefühl verbunden, aber ich kann nicht sagen, dass ich richtig schlimme Flugangst hätte. Natürlich habe ich daran gedacht, eine psychologische Flugschule zu besuchen. Aber das scheint mir eher etwas für Psychopathen zu sein – und diese Erfahrung möchte ich mir lieber ersparen! Ein paar Dinge laufen bei mir immer gleich ab, ohne das mir in dem Moment klar ist, dass es kleine Rituale sind. So sitze ich beispielsweise immer am Fenster. Ich muss rausgucken und sehen, was los ist. Ich will wissen, wo ich bin, über Wasser, Bergen oder Land. Dabei ziehe ich mich ganz in mich selbst zurück, bin ruhig und mit Sicherheit kein guter Gesprächspartner. Meine Frau kann davon ein Lied singen, denn ich antworte auf Fragen einfach nicht und bringe keine Unterhaltung zustande. Anders ist es, wenn jemand neben mir sitzt und sagt, er habe Angst. Dann versuche ich, den anderen zu beruhigen – und rede. Aber das kommt selten vor. Im Normalfall schweige ich vor mich hin. Ich fühle mich im Flieger ausgeliefert, und diese Abhängigkeit mag ich nicht. Wenn ich dagegen im Cockpit sitze und die Piloten sehe, bin ich relaxt und ruhig.

Ich glaube, dass die Ursache meiner Angst in der Kindheit liegt. Meine Eltern sind damals mit mir zu einem Sportflughafen gefahren, und ich hatte die Gelegenheit, mit einer kleinen Maschine mitzufliegen. Ich wollte das aber nicht, weil es so windig war. Und diese Maschine ist dann abgestürzt. Ich denke, da bekommt man als kleiner

Knirps einen tiefen Schock, der sich erst Jahre später auswirkt. Hinzu kommt, dass ich mehrfach erlebt habe, wie durchgestartet wurde. Auf Madeira zum Beispiel – ein Flughafen, der es in sich hat – habe ich bei Unwetter mehrere Anflüge mitgemacht. Ich bin rund um die Welt geflogen und habe dabei eben nicht nur schöne Flugerfahrungen sammeln können. Außerdem glaube ich, dass diese negativen Gefühle von der Tagesform abhängig sind. Zudem dürfte mitentscheidend sein, wie lange man schon nicht mehr geflogen ist. Nach längeren Auszeiten ist die Angst bestimmt stärker.

Obwohl Luft nicht mein Element ist, bin ich schon mal Fallschirm gesprungen. Zwar nur ein einziges Mal – aus 4000 Metern Höhe im Tandem –, aber ich hab's gemacht! Auf dem Weg zum Flieger habe ich krampfhaft überlegt, wie ich aus der Nummer wieder rauskomme. Aber meine damalige Mannschaft hatte natürlich komplett gegen mich gewettet, und so musste ich einfach springen. Der schlimmste Moment war der Absprung. Aber dann war es einfach toll. Ich würde das heute sogar nochmal wiederholen. Es ist etwas ganz anderes, als in einem Flieger zu sitzen …

## Glück gehabt oder Wozu hat man Freunde!

*Da sitze ich mit meiner Freundin Ulla bei einem netten Frühstück in der Kneipe, erzähle, dass ich am nächsten Tag mit einer kleinen Maschine in die Schweiz fliegen müsse und Angst hätte, abzustürzen. »Oh«, sagt Ulla, »die stürzen immer ab. Das ist ganz schlecht!«*

*Mir bleibt das Brötchen im Hals stecken. »Was bist du denn für eine Freundin?« Sie: »Warum soll ich Dich anlügen? Diese kleinen Maschinen sind doch in letzter Zeit öfter mal runter gekommen. Statistisch gesehen wäre es aber eher unwahrscheinlich.« Na bravo! Wir frühstücken weiter und reden nicht mehr über den bevorstehenden Flug. Da kommt meine Freundin Marion und fragt, was es Neues gebe. Ich sage: »Ich kann morgen nicht mit spazieren gehen, ich muss in die Schweiz fliegen. Mit einer kleinen Maschine. Ulla hat eben gesagt, die stürzen ab!« »Recht hat sie«, antwortet die noch durchfröstelte Marion. »Es ist tierisch kalt, und in der Schweiz ist doch neulich erst eine Maschine abgestürzt. Es könnt' wieder passieren. Warum soll Ulla dir nicht die Wahrheit sagen?«*

*Ich war baff. »Was seid Ihr nur für Freundinnen!? Ihr wisst, dass ich Flugangst habe und sagt so was!« »Wir sagen ja nicht, dass deine Maschine abstürzt«, erwidert Ulla. »Wir sagen nur, dass neulich eine abgestürzt ist. Es sind diese kleinen Dinger, in die nur 50 Leute reinpassen und in denen du jeden Windstoß spürst … Kurzum, es ist eben nicht so wie in einem Jumbo. Das wollten wir dir sagen.«*

*Marion versucht abzulenken und erzählt eine Geschichte über ihre Flugerfahrungen in China, wo ihre Maschine wegen des Aufwindes dreimal durchstarten musste, ehe die Landung gelang. »Wenn die das auf so schwierigem Gelände schaffen, dann schafft dein Schweizer Pilot das auch!« »Du musst dich ja nicht ans Fenster setzen und runterschauen«, fügt Ulla hinzu. »Ich setze mich auch nie ans Fenster«, sagt Marion, »obwohl ich gar keine Flugangst habe. Du musst ja nicht gleich Valium nehmen. Aber bestell' dir halt alles, was die zu trinken an Bord haben. Ein Glas Wein beruhigt schon …«*

*Die haben gut reden. Am folgenden Tag sitze ich in einer Maschine mit 50 Plätzen und halte die Luft an. »Ist die Maschine enteist?« frage ich den Piloten. »Natürlich, sonst würde ich nicht abheben, machen Sie sich keine Sorgen. Wenn es nicht schneit, kann nichts passieren. Nur wenn's schneit, ist es schlecht!« »Tja«, sage ich »und was mach' ich, wenn es auf dem Rückflug von Zürich nach Berlin schneit?« »Dann sollten Sie das der Zeitung erzählen. In Zürich sind es nämlich 10 Grad plus.« »Sind diese Maschinen denn sicher? Kann ich bei Ihnen vorne sitzen?«, frage ich. Der Pilot: »Wenn Sie zu mir wollen, dann muss ich den Co-Piloten nach Hause schicken. Wir haben da keinen Platz. Nehmen Sie es mir nicht übel, aber ich habe lieber meinen Kollegen bei mir.«*

*Der Pilot heißt Trash – zu deutsch: Müll. Ich male mir aus, was das nun wieder zu bedeuten hat und komme zu dem Ergebnis: gar nichts. Alles geht glatt. Nach der Landung rufe ich als erstes Marion und Ulla an. »Es war zwar eine kleine Maschine, aber es ist nicht passiert.« Auf ihren Kommentar hätte ich kommen können: »Da hast du aber Glück gehabt!«*

*Jörg van Essen, Parlamentarischer Geschäftsführer der FDP-Bundestagsfraktion*

## Ich ziehe schlechtes Wetter an

Ich habe Flugangst – geteilte Flugangst: Hubschrauberfliegen ist schön. Aber wenn ich im Flugzeug sitze, habe ich jedes Mal ein unwohles Gefühl. Als Oberst der Reserve bin ich auf Übungen mit dem Hubschrauber unterwegs. Während eines Manövers hatten wir eine Notlandung. Alle haben überlebt, erlitten aber schwerste Prellungen. Nun könnte man vermuten, ich hätte seither Angst, in einen Hubschrauber zu steigen. Aber die habe ich nicht. Ich sitze direkt neben dem Piloten und kann jederzeit in das Geschehen eingreifen. Man fliegt relativ niedrig und hat eine Aussicht wie aus dem sechsten Stock. Hubschrauberflüge sind auch deshalb nicht beängstigend, weil die Maschine sanft runter geht und nicht ausrollt wie ein Flugzeug auf der Landebahn. Man hat den ganzen Flug irgendwie im Griff – auch wenn man nicht selbst fliegt.

Im Flugzeug dagegen kann ich nicht mal lesen. Ich bin enorm aufmerksam und konzentriert auf alles, was um mich herum passiert. Das Flugzeug bewegt sich etwas ruckartig – schon geht mein Pulsschlag schneller. Das führt dazu, dass ich von meinem Wahlkreis Hamm aus lieber mit der Bahn nach Berlin fahre. Außerdem habe ich das Gefühl, dass es immer genau dann stürmt, wenn ich fliege. Ich ziehe das schlechte Wetter förmlich an. Als ich in die U. S. A. flog, tobte dort ein Blizzard.

Beim Start geht es mir besser als bei der Landung. Das kommt von einem Horrorerlebnis auf den Seychellen. Wir sind in einem Gewitter gestartet. Kaum hatten wir abgehoben, da rutschten wir schon runter und ein Blitz schlug ein. Ob das Flugzeug von einem Blitz getroffen wurde, kann man nach der Landung erkennen. Die Farbe ist an der Stelle abgeblättert.

Meinen Zustand während des Fliegens würde ich als »Schreckstarre« bezeichnen. Ich bin in einem Alarmzustand und benutze die Stewardessen als eine Art Frühindikator: Läuft der Service routinemäßig ab, geht es mir gut. Aber wehe, wenn er unterbrochen wird oder die Stewardessen zu viel tuscheln und sich ungewöhnlich benehmen ...

### *Karl-Hermann Haack, Behindertenbeauftragter der Bundesregierung, Abgeordneter der SPD-Bundestagsfraktion*
### In Bewegung bleiben

Ich hatte mal eine Phase, da hatte ich Flugangst. Als ich 33 Jahre alt war, konnte ich in kein Flugzeug steigen. Angefangen hat das alles so: Ich zog 1972 mit meiner Frau in eine kleine Stadt im Extertal. Das Landleben war für uns eine Art Endstation. Wir wollten nur mit unseren Kindern, mit unserer Familie zusammen sein, ein richtiges glückliches Leben in der Kleinstadt führen. Ein ganz radikaler Schnitt gegenüber der umtriebigen, durch Spontaneität geprägten Studentenzeit sollte es werden. Wir wollten ein richtig ›ordentliches‹ Leben führen, wie man sich das halt so vorstellt. Mit allem Drum und Dran.

Dieser Bruch hat bei mir eine Melancholie ausgelöst, die mit der Angst vor dem Fliegen endete. 1973 wollten meine Frau und ich nach Südfrankreich fliegen. Die erste Flugstation führte von Hannover nach Frankfurt. Ich wäre am liebsten aus der Flugzeugtür gesprungen und musste mich regelrecht überwinden. Dann habe ich mir ein Kissen geben lassen und mich daran festgehalten. Mit der Zeit wurde ich ruhiger.

Erst als ich im Kommunalbereich politisch tätig wurde, hat sich meine Flugangst wieder gelegt. Als ob sich wieder ein Fenster geöffnet hätte. Ich verbinde meine überwundene Phobie mit fehlender Bewegung in meinem damaligen Leben und vermute, dass es unter ähnlichen Vorzeichen heute wieder so käme.

### *Evi Seibert, Hörfunk- und TV-Moderatorin*
### Schöne Aussicht

Eine Landung in Paris in der Abendsonne ist ein unvergleichliches Erlebnis. So nahe dran ist man nur mit Fensterplatz. Leider gilt das auch für Erlebnisse, die man lieber nicht so hautnah erleben möchte. Wenn man zum Beispiel aus dem Fenster sieht und sich mit unerhörter Geschwindigkeit dem Meeresspiegel nähert. So geschehen irgendwann in den Achtzigern, die Details habe ich erfolgreich verdrängt …

Ich war Studentin und mit meinem Rucksack auf dem Flug nach La Paz, Bolivien. Das billigste Ticket gab's bei der kolumbianischen Airline Avianca. Nach dem Zwischenstopp in Puerto Rico in der Karibik ging's weiter Richtung Südamerika. Das heißt: so war es geplant. Tatsächlich ging's kurz nach dem Start erst mal abwärts. Und zwar rapide. Unglaublich schnell raste der Flieger auf die im Sonnenlicht spiegelnde Meeresoberfläche zu. Ich weiß noch, dass ich mich wunderte, wie ruhig ich blieb und nur überlegte: »War's das, sollte es das wirklich schon gewesen sein, oder fängt sich die Maschine noch mal …?« Eher ein trauriges Gefühl als panische Angst. Dann wurde es ziemlich kalt in der Kabine, die Sauerstoffmasken fielen heraus und die Leute fingen an zu schreien. Keine Ahnung, wie lange das ging. Jedenfalls fielen wir dann doch nicht ins Wasser, sondern flogen knapp über der Oberfläche weiter.

Als klar war, dass wir nicht abstürzen würden – jedenfalls nicht sofort –, verschwanden die Stewardessen neben mir in der Bordküche und kippten erst mal ein paar Kurze. Das fand ich sehr beruhigend. Dann meldete sich der Kapitän auf spanisch, das ich damals trotz Minisprachkurs vor der Reise leider nur bruchstückhaft verstand, und erklärte irgendwas. Was genau los war, weiß ich bis heute nicht. Ich weiß nur, dass er ein Wort benutzte, dass sich wie »Reparazione« anhörte und mir den nächsten Schweißausbruch bescherte.

Dummerweise hatte ich als Studentin keine goldene Kreditkarte für einen anderen Flug. So blieb ich mit der gesamten Ladung des Fliegers nach einer perfekten Notlandung erst mal im Transitraum von San Juan. Wie der Name schon sagt, ist ein solcher Raum für einen kurzen Umsteigestopp gedacht. Nach etwa zehn Stunden zwischen ein paar hundert Leuten begann ich Sozialstudien anzufertigen. Wie lange würde es noch dauern, bis die entnervte Mutter dreier schreiender Kinder wenigstens eines an die Wand werfen würde, der schnarchende Opa von seiner Frau geknebelt oder die Dame aus der ersten Klasse trotz Chanel-Kostüm und Perlenkette völlig apathisch und zerzaust von ihrem Koffer kippen würde. Nach zwölf Stunden war der Flieger dann repariert. Leider konnte er aber nicht mehr den Zielort La Paz anfliegen, sondern nur noch Lima in Peru. Und zwar kurz vor Mitternacht.

Die freundliche Dame am Schalter nannte mir ein Hotel, in dem ich die Nacht auf Kosten der Airline verbringen könne. Was sie mir nicht sagte, war, dass an diesem Abend wegen eines Aufstands ab Mitternacht Ausgangssperre in der Stadt herrschte. Ich saß zehn Minuten im Taxi, als der Chauffeur leise zu fluchen begann und meinte, ich solle jetzt lieber ganz ruhig bleiben – und schon schaute ich in fünf Maschinengewehre. Seltsamerweise ist einem so was dann irgendwann auch egal. Die Soldaten gaben sich nach einer halben Stunde Palaver jedenfalls mit einem entsprechenden Trinkgeld zufrieden, und ich landete tatsächlich in einem Hotelbett. Wider Erwarten am übernächsten Tag dann auch in La Paz, wo ich die drei Tage des Wartens auf mein Gepäck mit einer phänomenalen Magendarmgrippe verbrachte. Aber das ist eine andere Geschichte … Übrigens: Ich fliege immer noch gern am Fenster.

## AUCH DAS NOCH!

Flugangst muss nicht immer in Reinform auftreten. Häufig ist diese Phobie ein Gefühlsmix, in dem sich unterschiedliche Formen der Angst bis zur Unkenntlichkeit vermischen. Mediziner gehen sogar davon aus, dass Flugphobiker, bei denen die Angst vorm Fliegen die einzige klinisch-relevante Phobie darstellt, in der Minderheit sind. Die häufigsten, in Verbindung mit der Aviaphobie auftretenden Ängste sind aus naheliegenden Gründen die Klaustrophobie, also die Angst vor geschlossenen Räumen, und die Akrophobie – die Höhenangst. Hinzu kommen die Agoraphobie, die Furcht vor öffentlichen Orten, sowie soziale Ängste, die meist aus der unmittelbaren und ausweglosen Konfrontation mit Fremden resultieren, vor denen man sich blamieren könnte. Die nachfolgenden Erfahrungsberichte kreisen darüber hinaus um Situationen, die Ähnlichkeiten mit der Fliegerei haben. Und ganz zum Schluss kommen sogar zwei Weltraumerfahrene zu Wort.

*Marco Riema, Comedian und Schauspieler*

### Rauf, runter ...

Als Sohn eines Reiseveranstalters habe ich mich schon von klein auf für die Fliegerei interessiert und diese schönste Form der Fortbewegung mit viel Freude und Lust genossen. Fliegen war für mich fast so toll wie guter Sex! Ehrlicherweise war mir dieser Vergleich erst ab dem 20. Lebensjahr vergönnt. Aber bis zu diesem Zeitpunkt zählte für mich eine Flugreise – bis auf meine eigenen, nächtlich-pubertären Höhepunkte – zu den absolut orgiastischsten Erlebnissen in meinem bis dahin noch unschuldigen Leben. Die Vorfreude vor dem

Abflug, dieses flaue aber angenehme Gefühl im Bauch, wenn die Triebwerke zu dröhnen begannen, und dann dieses wunderbare Glücksgefühl, wenn das Becken vom Schub der startenden Maschine sanft in den Sessel gedrückt wurde und man plötzlich – frei wie ein Vogel – in die Lüfte abhob! Schwerelos – einfach wunderbar!

Bis vor 13 Jahren! Es war an einem heißen Sommertag, den ich sicher nicht mehr vergessen werde! Mein Freund Alain und ich bestiegen in Newark eine alte Boeing 737. Ein herkömmlicher Flugzeugtyp, der mich nicht weiter interessierte und in mir keine Lustgefühle weckte. (Bitte verstehen Sie mich jetzt nicht falsch, auch ältere Modelle können durchaus attraktiv sein. Es sei denn, sie stehen kurz vor der Ausmusterung, wie in diesem Fall.) Also konzentrierte sich meine Freude weniger auf den Flug als auf die mich erwartenden Strände Floridas.

Meine Ignoranz dem »Alter« gegenüber sollte sich auf der Startbahn postwendend rächen. Mit unglaublichem Gebrüll raste die altersschwache Boeing über das Startfeld, quälte sich in die Höhe, und schon wenige Meter über dem Boden gab es einen furchtbar lauten Knall. Meine Fingernägel gruben sich in die Armlehnen und kalter Schweiß trat mir auf die Stirn. Alain, von Beruf Feinmechaniker, schaute gelassen aus dem Fenster und kommentierte den spürbaren Leistungsabfall der Maschine mit dem Satz: »I gloub', s'hät e Turbine verjagt!« Diese lapidare fast gleichgültige Aussage, als würde er mir noch etwas Kaffee nachschenken wollen, löste bei mir nicht nur Panik aus, sondern nahm mir jeglichen Funken Hoffnung auf ein Überleben. Selbst die Durchsage des Piloten: »Ladies and gentlemen, here is your captain speaking! I'm sorry, we had a blow up, but do not panic, we're going to return to the airport! Thank you!« konnte mich kaum beruhigen. »Blow up« hin oder her – der ganze Start war für mich ein einziger Coitus interruptus.

Obwohl der Kapitän die Boeing 737 nach diesem unangenehmen Zwischenfall wieder sicher in Newark landete, ist bei mir bis zum heutigen Tag die Furcht vor Starts geblieben! Fliegen ist für mich leider zu einem notwendigen Übel geworden und löst bei mir auch keine sexuellen Assoziationen mehr aus! Wenn Sie verstehen, was ich meine! Sollten Sie sich bei einem Flug neben einen Passagier setzen, der beim Start plötzlich nach Ihrer Hand greift, oder die Zeitung verkehrt in den Händen hält und hyperventiliert ... dann könnte es sich um mich handeln.

Gehören Sie wie ich zu den Ich-habe-Angst-vor-dem-Start-Typen, rate ich Ihnen folgendes: Gehen Sie ehrlich mit Ihrer Angst um! Erzählen Sie vor dem Abflug möglichst vielen Mitreisenden von Ihrer Flugangst oder von dem Horrorerlebnis, das dazu geführt hat. Ich garantiere Ihnen, den anderen wird es danach beschissener gehen als Ihnen!

Und noch was: Mein Vater pflegte im Flieger kurz vor Abflug immer laut zu sagen: »Meine Damen und Herren, falls dieses Flugzeug abstürzen sollte, machen Sie sich bitte keine unnötigen Sorgen, die Versicherung kommt für alle Schäden auf! Auch für Ihr Handgepäck!«

Der Pilot landet einen Airbus, steigt voll in die Eisen und bringt das Flugzeug wenige Zentimenter vor dem Ende der Landebahn zum Stehen. Zum Co-Piloten: »Scheiß Airport! So eine kurze Landebahn ist mir ja noch nie untergekommen!« Der Co-Pilot schaut links und recht aus den Cockpitfenstern: »Na ja, dafür ist sie mindestens vier Kilometer breit.«

## Ein Käfig voller Narren

*Aviophobie ist weit verbreitet. Millionen Menschen weltweit leiden unter Flugangst. Ein guter Markt für Therapeuten – sollte man meinen, denn die Indikatoren sind bekannt: Höhenangst (Akrophobie) Angst vor Luftkrankheit (Aeronausiphobie), Tiefenangst (Bathophobie),*

*Geräuschangst (Akustikophobie) und Angst vor geschlossenen Räumen (Klaustrophobie), um nur die wichtigsten zu nennen. Doch ausgerechnet Flugangst wird von den Betroffenen in 99 Prozent der Fälle selbst behandelt – was übrigens nur selten von Erfolg gekrönt ist. Dies hat wohl vor allem damit zu tun, dass der Flugschisser es wie kein anderer Angsthase versteht, sich bei Start, Landung oder in 10 000 Metern Höhe in einen anderen Menschen zu verwandeln. Seine ›normalen‹ Verhaltensweisen ändern sich drastisch. Der sonst so ruhige Typ fängt an zu schreien, der temperamentvolle klammert sich an seinem Sitznachbarn fest und schwitzt vor sich hin. Jekyll & Hyde, Täter und Opfer auf ein- und demselben Sitzplatz. Frauen fallen fremde Männer an, Herren, die an Gynephobie (der Angst vor Frauen) leiden, betrinken sich bis zum Verlust der Muttersprache, lautstarke Ehekräche, versteckte Liebesspiele, verworrene Gebete – und all das als Eigentherapieversuche gegen die Flugangst!*

*Von Piloten und Stewardessen in jeder Fluglage mit gutem Zureden und zermürbend konstanter Freundlichkeit versorgt, kann sich der Aviophobiker in der Gewissheit wiegen, auch als Nervenbündel akzeptiert zu sein. Mehr noch: Er bietet jedem angstfreien Mitreisenden die Möglichkeit, verborgene Helfer-Syndrome an ihm auszuleben. In den meisten Fällen beginnen solche sitznachbar-therapeutischen Gespräche mit Sätzen wie: »Der Weg mit dem Taxi zum Flughafen ist gefährlicher als Fliegen«. Für den Aviophobiker sichere Zeichen, dass ein Ignorant neben ihm sitzt. Sätze wie: »Ich habe zwar keine Flugangst aber dafür Arachibutyrophobie« lassen den Flugschisser hingegen aufhorchen. Für den Bruchteil einer Sekunde hofft er, dass das irgend etwas mit seinem Problem zu tun hat. Vielleicht bietet sich ja eine Chance, seine eigene Angst auf den Sitznachbarn zu übertragen. Solche Möglichkeiten sind allerdings selten. Und so wundert es den Flugschisser nicht, dass sich Arachibutyrophobie als die Angst davor herausstellt, die Erdnussbutter könne am Mundwinkel hängen geblieben sein.*

*Dies ist der Moment, in dem sich der Aviophobiker in sich selbst zurückzieht. Er überlegt, wo sich eine andere Angriffsfläche bieten könnte und fragt spitzbübisch: »Wo fliegen Sie hin?« Antwort: »Nach Mallorca, und sie?« Es sind Erwiderungen wie diese, die den Avio-*

*phobiker für kurze Zeit in einen Astenophobiker verwandeln: Er bekommt Angst, in Ohnmacht zu fallen.*

*Aviophobiker, die sich in sich selbst zurückziehen, haben so gut wie keine Chance auf Heilung. Das Reden über die Angst hilft dagegen in den meisten Fällen – zumindest für kurze Zeit. Körper und Geist, beide aufs Äußerste angespannt, gönnen sich gleichsam eine kleine Verschnaufpause. Bleibt der Adrenalinspiegel konstant auf zu hohem Niveau, beginnt man zu hyperventilieren, und dann hilft meist nur noch die Plastiktüte über dem Kopf.*

*Ob leise oder laut – Aviophobiker sind weltweit und bei jeder Airline gern gesehene Gäste. Sie gehören ebenso zum Inventar wie die bonbonverteilenden Begrüßungs-Stewardessen. Aviophobiker mögen zwar Angst und Schrecken verbreiten, sind aber durch ihre scharfe Beobachtungsgabe zugleich hervorragende Aufpasser mit enormer Erklärungskompetenz. Sie verstehen nichts von Physik oder Technik, machen aber ihre Mitreisenden – ungefragt – darauf aufmerksam, dass sich Schrauben am Flügel leicht lösen können, bei jedem Flug neue Risse in der Decke entstehen, der Kapitän zu jung ist, um Krisensituationen zu meistern und die Geräusche, die man gerade hört, nicht normal sind.*

*Aviophobiker können an Bord alle möglichen anderen Phobien absorbieren. Hippopotomonstrosesquippedaliophobiker können sie niemals werden. Dass sie jemals Angst vor langen Worten haben werden, erscheint ausgeschlossen. Im ›normalen‹ Leben sind sie oft nette und freundliche Menschen. Aber sobald sie in die Luft gehen, verlieren sie sich selbst. Ich kann nur jeden warnen, der im Flugzeug neben mir sitzt. Der steigt anschließend garantiert als Porphyrophobiker aus. Das ist nämlich die Angst vor der Farbe Lila – und Lila ist mein Spitzname.*

## *Dr. Hartmut Mehdorn, Vorstandsvorsitzender der Deutschen Bahn AG, im Gespräch*

*Haben oder hatten Sie Flugangst?*
Nein, Flugangst habe ich nicht. Ganz im Gegenteil, je schneller und höher, je besser ist es.

*Haben Sie niemals eine Situation erlebt, in der Sie dachten, das ist nicht gut, was jetzt im Flieger passiert?*
Eine derartige Situation gab es für mich eigentlich nicht. Ich habe zwar einen Triebwerksausfall im Flug erlebt, weiß aber, dass man mit einem Triebwerk auch gut fliegen kann.

*Gibt es eine Geschichte, die Sie zu dem Thema erzählen können?*
Vielleicht gehöre ich da ja zu den besonders glücklichen Menschen, aber ich habe nie eine Schreckensgeschichte erlebt.

*Kennen Sie Menschen mit Flugangst?*
Ja, sicher. Es gibt Menschen, die können nicht Fahrstuhl fahren oder in engen Räumen sitzen. Andere können eben nicht fliegen.

*Haben Sie sich schon mal aktiv mit Flugängstlichen beschäftigt? Beispielsweise ihre Hand gehalten?*
Ja. Ich habe schon mehrfach erlebt, dass mein Nachbar nach meinem Arm gegriffen hat. Ich denke, wenn man in Ruhe mit dem Betroffenen redet und sich mit ihm unterhält, vergeht das schnell.

*Es gibt Menschen, die nur bestimmte Airlines fliegen, weil sie nur bestimmten Techniken vertrauen. Geht Ihnen das auch so?*
Natürlich. Ich schaue mir die Gesellschaften, mit denen ich fliege, sehr genau an, vor allem, welches Wartungssystem sie absolviert haben.

*Was würden Sie jemandem raten, der Flugangst hat?*
Mein Rat liegt nahe: mit der Bahn zu fahren, denn bequemer und ruhiger geht es gar nicht.

*Könnten Sie sich vorstellen, in einer bestimmten Situation nicht in ein Flugzeug einzusteigen, beispielsweise bei starkem Sturm?*
Nein, das kann ich mir nicht vorstellen. Ich habe volles Vertrauen zum Piloten. Wenn er entscheidet zu fliegen, bin ich dabei.

*Welche Erfahrungen haben Sie mit dem Bordservice gemacht?*
Jeder, der viel fliegt, hat schon mal einen Kaffee auf der Hose gehabt.

*Was haben die Bahn und Flugzeug gemeinsam?*
Beide ergänzen sich.

### *Werner Schulze-Erdel, TV-Moderator*
### Werner muss unten bleiben!

Der Start ist mir äußerst unheimlich. Da schaue ich dann auf den Boden und fixiere einen Punkt. Wenn ich Gang sitze habe ich zwar ein mulmiges Gefühl, aber es geht halbwegs. Sitze ich am Fenster habe ich Angst. Und nicht nur das. Ich werde eine Zumutung für meinen Nachbarn. Zum einen kann ich nicht mehr normal sitzen, lehne mich unnatürlich nach vorne, zum anderen rutsche ich immer weiter auf meinen Mitreisenden zu, so dass ich ihm zum Schluss fast auf dem Schoß sitze. Einige Mitreisende haben schon Mitleid gezeigt und wollten den Platz mit mir tauschen, aber Mittelsitz hilft mir auch nicht. Die Gespräche, die dann zustande kommen, zeigen deutlich, dass viele Passagiere Angst haben, es aber nicht offen zugeben können. Die ganz Schlauen unter denen, die mir »helfen« wollen, verweisen auf psychologische Flugschulen. Man merkt genau, dass sie sich selbst intensiv mit diesem Thema Flugangst beschäftigt haben, tun aber so, als würden sie zum ersten Mal davon hören.

Mein Problem ist: Ich kann nicht hinaus schauen, denn ich leide an Klaustrophobie. Ein Umstand, der mich teilweise extrem einschränkt, weil ich schöne Dinge nicht genießen kann. Ob Eiffelturm oder Dom in Florenz: Werner muss unten bleiben! Etwas besser habe ich mich im Griff, wenn sich ein Ding bewegt. Obwohl: Ballonflüge oder Achterbahnfahrten kämen nie für mich in Frage. Fahre ich mit einer Gondel, schleiche ich mich in die Mitte – nur nicht runtergucken, Augen zu und durch. Ähnlich beim Fliegen. Ich schaue nicht raus sondern sehe mich im Flugzeug um. Ich denke nicht darüber nach, dass ich von dem Piloten oder der Technik abhängig bin, versuche mein Gehirn auszuschalten und mich mit Lesen abzulenken.

Natürlich gibt es Situationen, in denen man der Stewardess am liebsten sagen würde, dass man Angst hat. Das mache ich aber nicht, denn die Art und Weise, wie die Stewardess einen dann behandelt, nenne ich die hohe Schule der Infantilisierung. Sie reden dann wie mit einem Kind, verändern den Tonfall, streicheln einem unter Umständen liebevoll über den Kopf und sagen lächelnd Sätze wie: »Sie brauchen doch keine Angst zu haben …« (das weiß ich selber und habe trotzdem das Problem), »ich bin doch bei Ihnen …« (so ein Quatsch, die rennt doch permanent mit Getränken, Essen und Duty Free-Sachen durch den Flieger), »der Pilot will doch auch heil runterkommen« (tatsächlich, ich dachte immer, alle Piloten seien Kamikaze), »Fliegen ist wie Autofahren« (dazu fällt mir dann gar nichts mehr ein). Genau deshalb halte ich meinen Mund. Ich bin ein erwachsener Mann und lasse mich nicht wie ein Kind behandeln!

### *René Tretschok, Fußballprofi*
### **Es gibt auch andere Ausgänge!**

Da ich unter Platzangst leide sind Flugzeuge für mich ein Alptraum. Sobald ich meinen Sitz eingenommen habe und sehe, dass die Tür auf ist, fühle ich mich noch sicher. Der Moment, in dem sie zugeht, ist für mich der schlimmste. Und das wird dann noch getoppt, wenn sich der Flieger nicht sofort in Bewegung setzt. Er muss losfahren, hin zur Startbahn und abheben, sonst fühle ich mich total gefangen, etwa so, als würde man jemanden in einen Auto-Kofferraum sperren oder in einem Sarg lebendig begraben.

In der Luft selber geht es einigermaßen. Hin und wieder trinke ich ein Glas Wein zur Beruhigung – und das hilft mir für ein paar Minuten. Die genieße ich dann, aber schon nach kurzer Zeit kommt dieses ungute Gefühl doch wieder hoch, und ich versuche es mit Lesen – was natürlich nicht funktioniert. Von Atemübungen oder ähnlichem halte ich nichts. So etwas ist aber auch sicher typenbedingt.

Eine zeitlang habe ich Fotos von meinen Kindern als Talismane mitgenommen. Irgendwann ging das aber nicht mehr. Sobald ich drauf schaute, wurde die Angst nur noch schlimmer. Ich fühlte mich jedes Mal schlecht, dachte an zu Hause und sah mich in 10 000 Metern über der Erde. Da ich der Überzeugung bin, dass es keine Heilung gibt, habe ich die Fotos irgendwann nicht mehr mitgenommen.

Ich sitze nur in der Mitte des Flugzeugs, Gangplatz. Würde ich vorne sitzen hätte ich das Gefühl, da bin ich zu schnell draußen, säße ich hinten, würde ich denken, der Weg ist zu weit, um schnell raus zu kommen. In der Mitte fühle ich mich sicherer, da habe ich mehr Spielraum.

Große Flugzeuge sind ja noch O. K. Ich habe überhaupt keine Angst bei transatlantischen Flügen – und wenn meine Familie bei mir ist. Dann fühle ich mich total sicher. Kleine Maschinen dagegen steigern meine Platzangst, und es kann zu sehr schwierigen Situationen kommen, die ich nicht aushalte. Ich war gerade von Borussia Dortmund zum 1. FC Köln gewechselt, da mussten wir mit einer Chartermaschine zu einem Spiel nach Irland. Wir saßen in einem Flieger, breit wie hoch, der bereits auf dem Rollfeld stand. Plötzlich packte mich derart die Angst, dass ich aufgesprungen bin und »STOP!« geschrieen habe. Ich wollte nur noch raus. Aber es war nicht mehr möglich, zum Gate zurückzurollen. Also bin ich über das Gepäcknetz ausgestiegen, und die Mannschaft ist ohne mich nach Irland geflogen. Ich habe dann eine andere Maschine über Brüssel nach Irland genommen. Da waren mir dann auch die zwei zusätzlichen Starts und Landungen egal.

Man kann sich vorstellen, was los gewesen ist, als ich bei der Mannschaft ankam – gottlob pünktlich. Die kannten mich und mein Problem ja noch nicht und müssen gedacht haben: Oh Gott, dieser Tretschok hat ja eine totale Macke. Der ist völlig durchgeknallt! Ich habe dann versucht, meine Flucht zu erklären, und die Reaktionen waren super. Ich habe viel Respekt einheimsen können, weil alle es sehr mutig fanden, dass ich in solchen Situationen tue, was ich meine tun zu müssen. Ich bin in meinem Leben insgesamt vier Mal ausgestiegen – und kein Ende in Sicht. Vielleicht ist es »mutig«, aber in den entscheidenden Momenten fühle ich mich ganz und gar nicht als Held.

### *Axel Wallrabenstein, Berater*
### **Bilder im Kopf**

»Ist die Luft ein gefährliches Element?«, wurde Flugpionier Wilbur Wright 1903 in Paris von einer Bewunderin gefragt. »Madame«, antwortet er, »die Luft ist völlig ungefährlich. Das einzig gefährliche am Fliegen ist die Erde.« Während der Flugverkehr weltweit etwa 1000 Opfer pro Jahr fordert, lassen allein auf Deutschlands Straßen ähnlich viele Menschen in nur zwei Monaten ihr Leben. Ungefähr drei Milliarden Flugkilometer müssten zurückgelegt werden, um in einen tödlichen Unfall verwickelt zu werden.

Es sind vor allem Vorstellungen, die unsere Ängste schüren. Ich erinnere mich sehr gut an meine Zeit als Redakteur bei einem Fernsehsender in der internationalen Nachrichtenredaktion. Dort wurden unter anderem die täglichen Weltnachrichten für eine deutsche Airline produziert. Grundsatz Nr. 1 bei der Erstellung von Beiträgen für die Airline-Infos: Keine Bilder von Flugzeugabstürzen oder Unfällen in luftiger Höhe, da dies zu unvorhersehbaren Folgen bei zuschauenden Passagieren führen könnte. Wer möchte sich schon beim Flug über der Atlantik von solchen Aufnahmen berieseln lassen. Für Menschen mit Flugangst der reine Horror!

Auch ich habe immer dieselben Bilder aus Kinofilmen oder Nachrichtensendungen im Kopf: Flugzeuge gehen kurz nach der Landung spektakulär in Flammen auf. Rettungsteams sammeln Reste von abgestürzten Maschinen ein und bauen sie in Hangars wieder zusammen, um den Unfall zu rekonstruieren. In unserer Mediengesellschaft sind solche Bilder immer und überall verfügbar. Doch sie spielen sich nur im Kopf ab. So gut wie niemand kann über eigene

Erfahrungen mit Flugzeugabstürzen berichten. Autounfälle kennt dagegen fast jeder aus eigener Erfahrung – und geht damit sehr viel unspektakulärer um.

Auch im Flieger selbst wird man permanent mit »Sicherheitsvorkehrungen« vertraut gemacht und – ganz im Gegensatz zum Autofahren – immer wieder an mögliche Unfälle oder Widrigkeiten des Luftverkehrs erinnert. Notfallbroschüren im Vordersitz, Kotztüten für alle Fälle, Einweisungen des Flugpersonals mit genauen Hinweisen auf die Schwimmwesten zeigen die möglichen Gefahren immer wieder auf. Beim Einstieg ins Auto hat mich noch niemand auf die spezielle Funktion von ABS oder den Verbandskasten im Kofferraum hingewiesen.

Es bleibt dabei: Fliegen ist sicherer als jede andere Möglichkeit der Fortbewegung – und allemal angenehmer. Ich denke, dass Zittern, Schweißausbrüche, Herzjagen, Übelkeit, Atembeschwerden und Hyperventilation nicht sein müssen, hält man sich die Realitäten vor Augen. Meine Empfehlungen: Stressfaktoren gering halten, Entspannen, einen Gangplatz in der Nähe der Tragflächen wählen und dem Alkohol an Bord nicht allzu sehr zusprechen. Dann kann man den meisten Flügen gelassen, ja wirklich relaxt entgegen sehen.

## Nicht nach unten schauen!

*Es war Weihnachten. Wir hatten viel Zeit. So kam mir die Idee, Lilian, ihrem Mann, meinem Mann und mir selbst ein paar schöne Stunden im IMAX-Kino zu schenken. Eigentlich wollte ich versuchen, Lilian und mir ein wenig die Angst vorm Fliegen zu nehmen. Man hatte mir erzählt, dass im IMAX einen 3-D-Flug über Ägypten zu sehen sei.*

*Wir waren total aufgeregt. Bei der Reservierung gab man mir den Tipp, früh da zu sein und ganz hinten zu sitzen, da man von dort die beste Sicht habe. Wir also die Reihen immer höher hinauf. Oben angelangt drehten wir uns um, und Lilian rief mit mehr als lauter Stimme: »Um Gottes willen, wie kommen wir denn da wieder runter? Das ist ja schrecklich, wir kippen gleich nach unten!« Ich muss zugeben: das war wirklich nichts für Leute mit Höhenangst. Der Kommentar unserer Männer kam prompt und viel erwartungsgemäß aus: »Schaut einfach nicht nach unten!«*

*Dann ging's los. Du schaust auf die Leinwand und fliegst über Berge und in Schluchten. Es war schlimmer als Fliegen, weil wir sahen, wohin geflogen wurde. Lilian versank in ihrem Sessel und fing an zu würgen, ich machte die Augen zu. Ab und an stieß mich mein Mann in die Rippen: »Jetzt kannst Du gucken, sie sind wieder auf dem Boden!« Dann hoben wir wieder ab. Ich kam mir vor wie eine suizidgefährdete Höhenängstlerin, die gleich springt. Neben mir saß Lilian und sagte immer nur leise: »Das war eine Scheißidee! Was für ein bescheuertes Weihnachtsgeschenk.« Und: »Mach das nie wieder! Ich könnte Dich umbringen!«*

*Ich wusste ja: es handelt sich hier um einen Ausnahmezustand. Du kannst die jetzt nicht ernst nehmen, die tickt jetzt nach einer anderen Uhr. Außerdem war ich mit mir selbst beschäftigt und mit der Frage, ob ich jetzt gleich auf allen Vieren rauskrabbeln muss oder ob mich mein Mann tragen würde. Lilian sagte mindestens hundert Mal: »Mir wird gleich schlecht!« Die Reihe vor uns hatte sich häufiger umgedreht, als auf die Leinwand zu gucken. Nach einer Stunde – oder waren es zwei? – ging endlich das Licht an. Wir wollten aufstehen. Nur, wir konnten nicht. Wir hatten einfach Angst. Lilian nahm allen Mut zusammen und sagte: »Los, jetzt schnell raus!« Ihr Gang erinnerte mich an diese Apfelsinentänze, die wir früher auf Parties getanzt haben: gebückte Haltung, die Beine fest zusammengepresst. Ich wusste ja, dass sie litt, aber irgendwie musste ich trotzdem lachen.*

*Fazit: Nie wieder 3-D-Kino! Schon gar nicht in der letzten Reihe! Wenn Sie solche Kinokarten verschenken wollen, dann fragen Sie vorher, ob der Beschenkte Flugangst hat. Anderenfalls geht die Nummer voll daneben!*

### *Miriam Presinger, Schauspielerin und Model*

### Tee und Zwieback

Ob ich in Paris, Mailand oder New York gearbeitet habe – das Flugzeug war mein zweites Zuhause. Ich habe nie Angst gehabt. Vor ungefähr vier Jahren erzählte mir meine Freundin, sie habe geträumt, ich sei abgestürzt. Da habe ich zum ersten Mal übers Fliegen nachgedacht, und schon brach mir der Schweiß aus. Es war der Auslöser einer leicht beginnenden Flugphobie, die sich dann derart hochschaukelte, dass ich nur noch mit größter Überwindung und Herzrasen in einen Flieger steigen konnte. Ich fühlte mich jedes Mal richtig krank, kontrollierte permanent meinen Puls und kaufte schließlich zur Beruhigung medizinische Bücher, die ich während des Fluges las. Aber alles wurde nur noch schlimmer. Zu der Flugangst gesellte sich dann Hypochondrie: Ich war mir sicher, dass ich einen Luftröhrenschnitt brauchen würde, Nierenversagen würde auftreten, die Gallenblase müsse entfernt werden, um nur einige Beispiele zu nennen. Ich war in 10 000 Metern Höhe ein einziges, gesundheitlich schwer angeschlagnes Wrack – auf dem Weg zum Foto-Shooting!

Und dann, nach drei Jahren, die Erlösung! Ich begann fest daran zu glauben, dass Tee und Zwieback bei jeder Art von Krankheit hilft. Also kaufte ich mir ein Paket Zwieback. Und seitdem habe ich mich wieder im Griff. Ich verspeise bei Inlandflügen ein komplettes Paket, transatlantisch können es bis zu fünf werden. Ohne Zwieback bekommt mich heute keiner mehr in ein Flugzeug. Für meine Sitznachbarn bin ich sicher nicht leicht zu ertragen, denn bei jedem Biss fliegen die Krümel durch die Luft und setzen sich überall fest. Mir ist das egal, ich kann da keine Rücksicht nehmen. Als letztens ein älterer Herr, der neben mir saß, sagte: »Mein Gott, hören sie endlich auf, in diese Zwiebacke zu beißen, das ist ja ein grausames Geräusch«, habe ich, um ihn zu schocken, geantwortet: »Wäre es ihnen lieber, sie müssten mir einen Luftröhrenschnitt verpassen?« Er schaute verdutzt und meinte dann: »Natürlich nicht, aber wenn sie weiterhin derart maßlos dieses Zeug in sich hineinstopfen, werden sie noch einen Darmverschluss bekommen.« – Das habe ich gar nicht gewusst, dass so etwas möglich ist. Ich werde mir jetzt mal ein neues medizinisches Buch kaufen und nachlesen. Wer weiß, wie Zwieback in der Luft wirkt. Man kann ja nicht vorsichtig genug sein!

### *Dr. Paul Kuklinski, Institut für Luft- und Raumfahrtmedizin, im Gespräch*

*Zum Deutschen Zentrum für Luft- und Raumfahrt, das mehrere Großforschungseinrichtungen in verschiedenen deutschen Städten unterhält, gehört auch das Institut für Luft- und Raumfahrtmedizin. Die fliegerärztliche Untersuchungsstelle wird von Dr. Paul Kuklinski geleitet. Hier werden die Einstellungs- und Routineuntersuchungen aller europäischen Astronauten durchgeführt. Jeder, der ins All fliegt oder fliegen soll, wird vorab von Dr. Kuklinski und seinen Medizinern gecheckt. Er selbst ist Mitglied im »Space Medicin Board« der internationalen Raumstation.*

*Wenn Sie Astronauten oder Kosmonauten untersuchen, finden auch Gespräche statt. Ist Flugangst dabei ein Thema?*
Auf jeden Fall. Gleich zu Beginn der Auswahluntersuchungen wird dieses Thema angesprochen. Bis heute hatten wir noch keinen einzigen Problemfall, was sicher damit zu tun hat, dass fast alle Astronauten selber Piloten sind und reichlich Flugerfahrung mitbringen.

*Sollte es dennoch Astronauten geben, die Flugangst haben, aber nichts sagen – finden Sie das trotzdem heraus? Fast alle Trainingsprogramme finden ja auf der Erde statt.*
Sollte es solch einen Fall geben, ist die Wahrscheinlichkeit hoch, dass wir es sehr schnell bemerken. Neben einer viertägigen Untersuchungsreihe durchlaufen die Astronauten auch eine viertägige psychologische Untersuchung. Am Ende hätten wir den »Angsthasen« ausfindig gemacht.

*Der Zeitfaktor scheint bei Flugangst eine große Rolle zu spielen. Viele Menschen entwickeln eher Ängste bei der Langstrecke als bei einem Hopperflug. Könnte das bei Astronauten nicht ebenso sein?*
Da eine Marsmission angedacht ist, wird solch ein »Langstreckenproblem bei Astronauten« derzeit in der Arbeitsgruppe »Human Performance and Behavior« intensiv diskutiert. Beteiligt sind Psychologen, die Nasa, die russischen Kollegen und viele andere. Fest steht, dass nicht alle Astronauten, die zur Zeit weltweit zur Verfügung stehen, für eine derart lange Mission geeignet sind.

*Wie kann man dem ›Normalbürger‹ seine Flugangst nehmen?*
Zunächst muss das Hauptproblem erkannt werden. Erst dann kann man über die entsprechende Therapie nachdenken. Es gibt Menschen mit Höhenangst, die können nicht vom Kölner Dom hinunterschauen, haben aber keine Flugangst. Es gibt Menschen, die Höhenangst und gleichzeitig Geräuschangst haben. Hier ist das Kernproblem die Geräuschangst, und genau die ist dann zu behandeln. Die Betroffenen müssen sich intensiver mit der Technik eines Flugzeuges auseinandersetzen, um sie besser zu verstehen.

*Leiden Sie selbst unter Flugangst?*
Nein. Ich liebe Fliegen und ich habe großen Spaß am Kunstflug.

*Kennen Sie Leute mit Flugangst?*
Oh ja, sehr viele sogar. Und nicht nur Passagiere, sondern auch zahlreiche Piloten. Besonders nach brenzligen Situationen oder nach einem Absturz kriecht die Flugangst hoch, da bilden Piloten keine Ausnahme. Viele dieser Leute müssen intensiv betreut werden. Die meisten Piloten bewältigen das Problem durch eine gute Theraphie.

*Gibt es Piloten, die trotz Flugangst fliegen?*
Ja.

*Halten Sie psychologische Flugseminare für gut?*
Nur dann, wenn in einem Einzelgespräch das Hauptproblem erkannt werden kann. Diese Seminare sind klar ausgerichtet und lassen nicht

immer Varianten zu. Es kommt auf den Schwerpunkt an – dem einen mag es helfen, dem anderen gar nicht.

*Flugangst trifft meist die Vielflieger – gleichsam aus heiterem Himmel. Haben Sie dafür eine Erklärung?*
Unter Umständen ist ein einziges Ereignis entscheidend. Meist wird Flugangst durch Turbulenzen ausgelöst. Für jemanden, der immer ruhige Flüge hatte und plötzlich 100 Meter wie in einem Fahrstuhl absackt, passt die Situation nicht mehr in sein Flugbild. Hinzu kommt, dass gerade Turbulenzen böse Folgen haben können. Wir erleben zum Beispiel häufig Wirbelbrüche. Turbulenzen sind heftig, kommen oft und meist ohne Vorwarnung zustande. Deshalb fliege ich immer nur angeschnallt. Das kann ich nur jedem raten.

*Angeblich soll die Zahl der Flugängstlichen höher sein als die der Menschen ohne Flugangst. Warum kann man bis heute nicht schnell und effizient helfen?*
Psychologen fehlt oft die Erfahrung, um solche speziellen Probleme schnell lösen zu können. Hinzu kommt, dass die Menschen nicht gerne zugeben, dass sie Flugangst haben. Stattdessen leiden sie lieber vor sich hin.

*Die meisten Flugängstlichen sagen, dass ihnen jede Art der Beschäftigung hilft. Wäre es nicht sinnvoll, die Angsthasen anstelle der Stewardessen den Getränkewagen schieben lassen?*
Wäre eine Möglichkeit. Aufgrund der Billigflüge haben die Stewardessen ja nicht mehr so viel zu tun. Man könnte sie dann als echte »Flugbegleiter« einsetzen, die sich ausschließlich um die ängstlichen Passagiere kümmern. Denn die brauchen eher Zuspruch als einen Kaffee.

### *Charles Wilp, Künstler und einziger ARTronaut der Welt, im Gespräch*

*Sie arbeiten mit der NASA (amerikanische Weltraumbehörde), der ESA (europäische Weltraumbehörde) und der DLR (Deutsche Forschungsanstalt für Luft-und Raumfahrt) zusammen, haben in der Vergangenheit 180 Parabolflüge erfolgreich hinter sich gebracht, sind mit 69 Jahren problemlos weltraumtauglich und besitzen die uneingeschränkte Flugkammertauglichkeitsprüfung Klasse 3. Das bedeutet, sie haben die Vorastronautenprüfung in der Tasche. Es liegt auf der Hand, dass sie keine Flugangst haben. Können sie überhaupt nachvollziehen, dass es Menschen mit dieser Phobie gibt?*
Natürlich. Und ich verstehe das sogar sehr gut. Astronauten haben auch Flugangst, und oftmals geht sie mit Absturzangst und Brechreiz einher. Das ist bei weitem schlimmer, als das, was der normale Mensch in einer Stunde Flug durchlebt.

*Wie ist es möglich, dass man Astronauten ins All lässt, wenn sie nicht angstfrei sind?*
Weil diese Zustände normal sind. Sie dauern in der Regel ca. drei bis vier Tage, und nur die antrainierte Selbstdisziplin lässt die Leute wieder ›normal‹ werden.

*Ging es dem Hollywood-Schauspieler Tom Hanks auch so, als er mit ihnen als Übung für seinen Film »Apollo 13« richtige Steilflügen unternommen hat?*
Ja sicher. Wir sind in Cap Canaveral mit einer KC 135 gestartet. Das ist eine umgebaute Boing 707, in der die Astronauten ihre Übungsflüge absolvieren. Das bedeutet: Wir schießen im Steilflug nach unten und auch nach oben. Tom Hanks hat arg gelitten, es ging ihm wirklich schlecht, und er konnte einem leid tun.

*Gibt es keine Möglichkeit, der Flugangst entgegenzuwirken?*
Nein. Es gilt: Wenn's kommt, lass' es kommen! Flugangst begründet sich in der DNA, was bedeutet: Man kann nur dann etwas da-

gegen tun, wenn man es schafft, sich daran zu berauschen, sprich: eine neue Lebensqualität darin zu sehen.

*An Flugangst ...?*
Ja. Denn in Wirklichkeit haben die Menschen mehr Angst davor, in der Luft einen Herzinfarkt zu bekommen, Durchfall oder Brechreiz, nicht schnell genug die Tüte zu finden oder sich eine Blöße zu geben. Sie haben Angst davor, sich nicht kontrollieren zu können, fühlen sich natürlich hilflos – aber nicht, weil sie fliegen. Sie nennen es nur Flugangst.

*Wie kommt es, dass besonders Vielflieger plötzlich Flugangst bekommen?*
Unsere DNA schläft und kann durch kleine Ereignisse (sei's ein Schnupfen, sei's ein Schreck bei Luftlöchern) ›geweckt‹ werden. In dem Moment aktiviert sie sich, und was sowieso in den Genen steckt, kommt dann hoch.

*Mit anderen Worten: Die einen haben oder bekommen es, die anderen haben es nicht und bekommen es auch nicht. Aerophobie ist Ihrer Meinung nach durch die Erbanlagen festgelegt?*
Ja, um die Angstzentren im Gehirn zu beeinflussen.

*Sie sind der einzige ARTronaut der Welt. Was versteht man darunter?*
Einen Künstler, der in der Weltraumschwerelosigkeit arbeitet, ohne Öl und Leinwand, sondern nur mit den Materialien, die auch in der Weltraumfahrt verwendet werden und für ein dreiviertel Jahr in Quarantäne waren. Zum Beispiel eine goldbedampfte hochohmige Folie, die normalerweise zur Abschirmung der ultravioletten Strahlen verwendet wird. Diese Folie benutze ich, um meine Arbeiten mit Sternenstaub zu sensibilisieren, sinnlich aufzuladen.

*Sie kennen den deutschen Astronauten Dr. Ulf Merbold sehr gut. Er hat ihre Arbeiten mit auf die MIR genommen. Was war das für ein Projekt?*
Es hieß »Hand am Arm«. Mit an Bord waren die russsiche Kosmonautin Elena Kondakowa und der Kommandant Alexander Vikto-

renko. Sie haben 400 künstlerische Blätter von mir mitgenommen und alle für mich signiert. Deshalb »Hand am Arm«. Sie waren auf der MIR mein verlängerter Arm.

*1995 sind sie zum ersten Mal mit einer Orbitik 22 in die Schwerelosigkeit gekommen. Was ist eine Orbitik und wie war es überhaupt möglich, dass sie dazu ausgewählt wurden? Mit Verlaub – ihr Alter spricht doch eher dagegen.*
Nach meinem Verständnis war dies auch der letzte Tag der alten Zeit für mich. Es war ein unglaubliches Gefühl. Diese Orbitik ist eine umgebaute Caravell und wird zu Trainingsflügen für Astronauten verwendet, die später zur MIR-Station fliegen sollen. Und was mein Alter angeht: John Glenn hat Grenzen überschritten und neue Ziele gesetzt, als er mit 77 Jahren in den Weltraum startete.

*Sie sagen von sich selber, sie seien ein V-Mann für's All. Was bedeutet das?*
Ich bin ein versteckter, verdeckt arbeitender Künstler. Im Sinne einer künstlerischen Tätigkeit bin ich für die Raumfahrtbehörden völlig unnütz, es sei denn, ich kann mich nützlich machen.

*Und was käme da in Frage?*
Ich war zuständig für die Fütterung der Versuchstiere, speziell die weißen Ratten.

*Seit wann sind sie Mitglied im Team zur Erforschung der Weltraumkrankheit?*
Am 25. April 1995 bekam ich die Berufung. Ich wurde aus 64 Mitbewerbern ausgewählt.

*Spielt bei der Forschung auch Flugangst eine Rolle?*
Natürlich. Und Sex vor dem Labortod.

*Mit 69 Jahren sind sie topp fit und haben Werte wie ein junger Mann. Wie erklären sie sich das?*
Gesunde Erbanlagen. Mehr nicht.

*Es war immer ihr Wunsch, als Erster im Weltall beerdigt zu werden. Das geht jetzt wohl nicht mehr, denn Gene Schumaker, der Komet-Entdecker, ist ihnen zuvorgekommen.*
Leider ja. Deshalb habe ich mich entschieden, einen Teil meiner Gene einschweißen zu lassen. Die werden dann nach oben gebracht und ausgesetzt. Es erlaubt mir, meine DNA nach meinem Tod für die nächsten Milionen Jahre zu erhalten. Im Gegensatz zu Schumaker. Der hat sich verbrennen lassen und damit seine DNA zerstört.

*Das bedeutet, dass sie sich noch zu Lebzeiten für immer ins All bringen?*
Ja, mit Hilfe von Eiskristallen werden die Gene erhalten. Das ist doch ein berauschendes Gefühl! Die Ersten werden die Ersten bleiben. Für mich ist dieser Allflug Lebenstraum und Lebensziel zugleich.

*Glauben Sie, dass es irgendwann einmal möglich sein wird, einen Marsflug zu absolvieren? Werden wir Menschen drei Jahre am Stück fliegen können?*
Nur, wenn man irgendwann einmal in der Lage ist, bestimmte Zentren im Gehirn lahmzulegen. Daran wird bereits gearbeitet, aber noch verlaufen die Experimente tödlich. Man muss es schaffen, dass der Mensch komplett abschalten kann, denn bei einer Flugzeit von drei Jahren kann man ganz menschliche Dinge wie Zahnschmerzen bekommen oder auch Angstzustände. Wenn man dann nicht in der Lage ist, so etwas auszublenden, wird Panik einsetzen, und das wäre eine Katastrophe.

*Sie sind rund um die Welt geflogen, haben viel erlebt und selbst bei den unruhigsten Flügen niemals Flugangst verspürt. Was können sie einem normalen Menschen, der unter Aerophobie leidet, raten?*
Nichts.

*Wirklich gar nichts?*
Gar nichts. Es gibt kein Mittel dagegen! Wer wirklich diese tiefe Angst verspürt, hat keine Chance. Das ist zumindest meine ehrliche Meinung.

# BITTE ANSCHNALLEN

## STATT EINES EPILOGS:

*Jörn Thiessen, Pfarrer*

»Three-sixty« oder Gott kennt sich beim Fliegen aus!

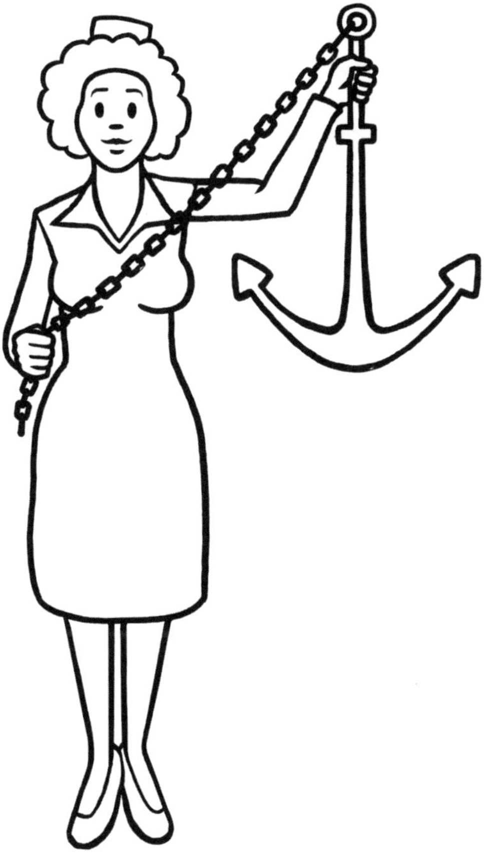

Stellen Sie sich eine kleine viersitzige, einmotorige Maschine vor. Vorne sitzt ein schon etwas älterer Pilot, hinten zwei Herren. Der Flug von Lübeck nach Kiel geht seinem Ende entgegen, man befindet sich über den Wassern der Kieler Förde, die Landebahn fest im Blick. Plötzlich dreht sich der Pilot zu seinen Passagieren um und brummt: »Da vorne stimmt etwas nicht, wir machen mal einen three-sixty.« Dann greift er zum Steuerknüppel und lässt die kleine Maschine steil nach rechts unten wegtauchen. Das Wasser nähert sich irgendwie von der falschen Seite, der Magen ist da, wo die Augen sind, der Motor heult lauter denn je, und alles dreht sich um sich selbst – um 360 Grad eben. Nach kurzer Zeit liegt das Flugzeug wieder gerade, der Pilot wendet sich zu den etwas käsig dreinschauenden Herren um und sagt: »Da kam mir doch glatt ein startendes Flugzeug entgegen. Was das wohl sollte!? Müssen wir nach der Landung mal den Tower fragen.« Spricht's, setzt zu Landung an, und damit endet diese lang zurückliegende Episode meines aviatischen Lebens.

Angst vorm Fliegen hatte ich damals nicht. Und auch heute, nach sehr vielen Starts und Landungen, käme es mir nicht in den Sinn, das Reisen durch die Lüfte für weniger sicher zu halten als zum Beispiel den Verzehr von Softeis am Straßenrand von Berlin-Wilmersdorf. Dennoch: Die größere Nähe zum Schöpfer ist stets gefährlich! Als Moses sich Gott zum Empfang der Zehn Gebote auf dem Gipfel des Berges Sinai näherte, war dies keine Bergwanderung wie jede andere. Auch wenn uns Theologen und Fromme etwas anderes lehren mögen: Die Vorstellung, Gott siedele irgendwo »da oben«, hat durchaus ihre Berechtigung.

In den Lüften kennt der Schöpfer sich mindestens so gut aus wie am Boden. Schon im Akt der Erschaffung des Himmels und der Erde dachte der Herr an die Vögel – doch nicht, um sie ungeahnten Gefahren auszusetzen, sondern um ihnen einen sicheren Platz in der Hierarchie der Lebewesen zuzuweisen. Dann lesen wir vom Raben aus der Arche Noah, der den Wasserstand zu prüfen losgeschickt wird und der ihm folgenden Taube, die mit einem Ölzweig zurückkehrt und das Ende der Katastrophe verkündet: Diese Luftwesen stehen für die Errettung der gesamten Schöpfung nach der Sintflut durch denjenigen, der wollte, dass weiterhin Leben ist auf der Erde –

und ebenso im Raum zwischen ihr und den himmlischen Sphären.

Und was setzt Gott als Symbol für den neuen Bund zwischen ihm und den Menschen nach der verheerenden Sintflut: einen Felsen im Himalaja? Eine alte Eiche auf dem Berge Ararat? Nein, den himmlischen, luftigen Regenbogen! Was wollen wir mehr? Der Schöpfer ist im Himmel ebenso zuhause wie auf der Erde. Er zog vor seinem auserwählten Volk ausgerechnet in einer Wolkensäule her ins Gelobte Land; er wandelte, wie bei den Propheten zu lesen, am Rande des Himmels. Genau dort also, wo uns heute der Pilot über die momentane Flughöhe informiert. (Kleine Frage am Rande: Warum sind das immer 30 000 Fuß und nie 29 000 oder 31 000?) Das schönste Beispiel für die Anwesenheit Gottes in den oberen Gefilden findet sich im Psalm 139. (Tipp für ungeübte Leser: Die Psalmen finden sich ungefähr in der Mitte der Bibel.) Dort lesen wir: »Nähme ich die Flügel der Morgenröte, so würde auch dort deine Hand mich führen und deine Rechte mich halten. Führe ich gen Himmel, so bist du da.« Mehr kann der normale Passagier doch nicht verlangen, oder?

Nun wenden einige Vorwitzige ein, die Bibel kenne zwar den Herrn im Himmel, aber vom modernen Flug(un)wesen hätte sie doch wirklich keine Ahnung gehabt. Deswegen seien alle Aussagen über den angeblichen Schutz Gottes für flugängstliche Geschöpfe angesichts des technischen Fortschritts wahrlich zu weit hergeholt. Ebenso weit gefehlt! Die Bibel kennt verschiedene Fluggeräte und setzt sie vielfältig ein. Nehmen wir die Geschichte des Propheten Elia, von dem im 2. Buch der Könige (Tipp: vor den Psalmen) berichtet wird. Dieser Mann war mit voller Kraft gegen den Unglauben im Lande angerannt, hatte diverse komplizierte Wunder vollbracht, reihenweise Herrscher abgemahnt und sogar jemanden von den Toten auferweckt. Dann hatte er vom irdischen Treiben genug und bewarb sich um das endgültige Ticket in den Himmel. Aber anstatt ihn den normalen Weg allen Fleisches gehen zu lassen, wurde er quasi per Generalaviation in die ewigen Jagdgründe befördert: »Da kam ein feuriger Wagen mit feurigen Rossen, und Elia fuhr im Wetter gen Himmel.«

Besser noch geht es dem Propheten Hesekiel (Tipp: kommt irgendwann nach den Psalmen): Dieser erste Augenzeuge fremdzivilisatorischer Besuche auf unserem Planeten schildert seine Beobachtung aus dem Jahr 596 v. Chr. folgendermaßen: »Es kam ein ungestümer Wind von Norden her (das war übrigens bei meinem Erlebnis über der Kieler Förde auch der Fall), eine mächtige Wolke und loderndes Feuer und mitten im Feuer war es wie blinkendes Kupfer. Mitten darin war etwas wie vier Gestalten. Und jede hatte vier Angesichter und vier Flügel. Und wenn sie gingen, so brauchten sie sich nicht umzuwenden. Und in der Mitte zwischen den Gestalten sah es aus, wie wenn feurige Kohlen brennen und ein Feuer leuchtete und aus dem Feuer kamen Blitze. Und als ich die Gestalten sah, da stand je ein Rad auf der Erde bei den vier Gestalten; und wenn sie sich emporhoben von der Erde, so hoben sich auch die Räder mit ihnen empor. Wenn sie stillstanden, so ließen sie ihre Flügel hängen.«

Wer? Oder was? Hubschrauber oder Erdlandewagen? Fest steht eines: Die Heilige Schrift hat sich mit fliegenden Objekten, ihren Piloten und Passagieren befasst, weil der Schöpfer selbst ein Wesen ist, das souverän wie kein zweites mit den grundlegenden Elementen Feuer, Wasser, Erde, Luft umgeht und uns Menschen dazu ermutigt, all diese Elemente zu nutzen und zum Segen seiner Schöpfung einzusetzen. Ob das in jedem Fall mit der gebotenen Sorgfalt geschieht, wollen wir mal dahingestellt sein lassen. Dennoch gilt – ob am Boden oder in der Luft –: Gott hat seinen Engeln befohlen, dass sie uns in jeder Höhe auf den Händen tragen sollen.

Wer jemals in die Lage kommen mag, einen »three-sixty« mitzuerleben, der möge sich an diesen schönen Satz erinnern: Gott geht gerade auch auf krummen Wegen. Und dass er solche Wege auch fliegen kann, steht ja wohl außer Frage.

Ein Rabbi und ein Pfarrer sitzen nebeneinander im Flugzeug. Die Stewardess offeriert ein Glas Champagner, das der Rabbi dankend annimmt. Der Pfarrer lehnt ab: »Vielen Dank, aber als Vertreter der katholischen Glaubenslehre sind Alkohol und Sex für mich tabu.« Darauf reicht der Rabbi der Stewardess sein volles Glas zurück und sagt: »Verzeihen Sie, Fräulein, ich wusste nicht, dass ich die Wahl hatte.«

# FÜR'S NÄCHSTE MAL ...

## ZEHN GOLDENE REGELN GEGEN FLUGANGST, DIE GARANTIERT NICHT HELFEN

1. Klammern Sie sich ganz fest an eine Stewardess (sollten Sie ein Mann sein, an einen Steward).

2. Gehen sie jede Viertelstunde zum Piloten und lassen Sie sich bestätigen, dass alles glatt läuft.

3. Lesen Sie das Buch »Der Untergang der Titanic« oder »Flammendes Inferno« und freuen Sie sich, dass Sie im Flieger sitzen.

4. Schlucken Sie viel Valium und Baldrian. Wenn etwas passiert, sind Sie der einzige Passagier, der das voll cool findet.

5. Denken Sie daran, dass es bei allen Katastrophenfilmen Überlebende, eine Lovestory und einen Mann im Tower gibt, der befördert wird.

6. Denken Sie an ihre schlechten Liebhaber oder Liebhaberinnen, an Ihre Scheidung, Ihren Zahnarzt oder Ihre letzte Krankheit. Dann wissen Sie, dass alles, was jetzt passieren kann, nicht so schlimm ist.

7. Beten Sie – möglichst laut, damit jeder zuhören kann und angeregt wird, mitzumachen.

8. Nach dem Motto »gemeinsam sind wir stark« können Sie auch ein Lied anstimmen und hoffen, dass andere mitsingen. Es bieten sich Texte an wie zum Beispiel »I will survive« oder »Näher mein Herr zu Dir«.

9. Fragen Sie gleich nach dem Einstieg die Dame oder den Herrn neben Ihnen, wie es mit Sex steht. Vielleicht haben Sie Glück und finden auf diese Weise einen Zeitvertreib.

10. Bestellen Sie so viel Alkohol, dass Sie völlig down sind und vom Flug nichts mehr mitbekommen. Sorgen Sie für eine ausreichende Menge, damit Sie einschlafen und man Sie später aus dem Flugzeug tragen muss.

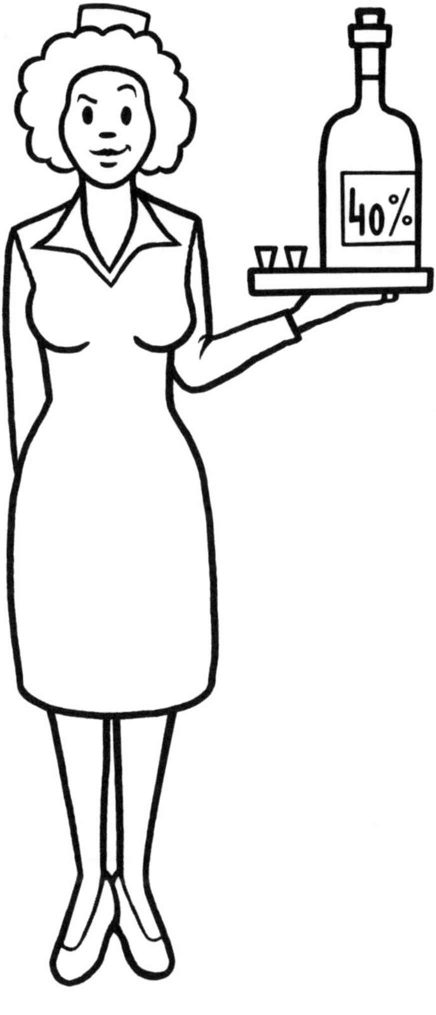
40%

## ZU DEN AUTORINNEN

**Lilian Hagen**, Journalistin und Redakteurin, war u. a. für die »Westdeutsche Zeitung«, die »BUNTE« und für RTL tätig. 1985 gründete sie ihre erste PR-Firma. Die gebürtige Niederländerin lebte u. a. in den U. S. A. und Spanien, wo sie in den Bereichen Presse- und PR-Management arbeitete. Heute ist sie Inhaberin einer Medienagentur mit Sitz in Berlin.

**Marion Uhrig** arbeitete für öffentlich-rechtliche Hörfunkanstalten und als Bonner Korrespondentin bei SAT.1 und PRO 7. Später war die Journalistin stellv. Sprecherin der SPD-Bundestagsfraktion und Sprecherin der Bundes-SPD. Seit 2001 ist sie in den Bereichen Medientraining, PR und Public Affairs selbständig tätig.

## REGISTER

## DANKSAGUNG

Dieses Buch wäre ohne die großzügige Unterstützung der Sponsoren nicht zustande gekommen. Dafür bedanken sich Autorinnen und Verlag sehr herzlich bei:

ACCOR

CARENS world
Beauty Fashion Living

AIR-BERLIN
We fly Europe

Privatbank Reithinger

BERLIN CAPITAL CLUB
AM GENDARMENMARKT

FELIX

BRANDT & DEGELMINI

SALT'N PEPPER
RESTAURANT · BAR · BISTRO

CHRYSLER | Jeep

SCHWANSTEIN
ENTERTAINMENT AG

DIE HOF FOTO GRAFEN

Wein Compagny
Die Weinexperten


Die Bühnenaufführungsrechte liegen beim Verlag Felix Bloch Erben, Berlin